看護ワンテーマBOOK

岸本裕充 編著

成果の上がる口腔ケア

医学書院

執筆者一覧

編著者

岸本裕充　（兵庫医科大学歯科口腔外科学講座　主任教授）

執筆者（**執筆順**）（肩書は執筆当時）

岸本裕充　（兵庫医科大学歯科口腔外科学講座　准教授）
安井小由里　（兵庫医科大学病院歯科口腔外科　看護師）
幡中美沙子　（兵庫医科大学病院歯科口腔外科　歯科衛生士）
木﨑久美子　（兵庫医科大学病院歯科口腔外科　歯科衛生士）
花岡宏美　（兵庫医科大学病院歯科口腔外科　歯科衛生士）
坂野仁美　（兵庫医科大学病院歯科口腔外科　研修歯科医）
蔵下　舞　（兵庫医科大学病院歯科口腔外科　歯科衛生士）
河田尚子　（兵庫医科大学病院歯科口腔外科　歯科衛生士）
呉　鑫　（兵庫医科大学病院歯科口腔外科　研修歯科医）
山本真嗣　（兵庫医科大学病院歯科口腔外科　研修歯科医）
三木仁美　（近畿大学医学部附属病院歯科口腔外科　歯科衛生士）
辻　洋史　（近畿大学医学部附属病院歯科口腔外科　講師）
濱田　傑　（近畿大学医学部附属病院歯科口腔外科　教授）
塚本敦美　（藤枝市立総合病院　歯科衛生士）
尾﨑公子　（兵庫医科大学歯科口腔外科小児歯科医）

はじめに

「成果の上がる口腔ケア」をお届けします。「口腔ケアをがんばっているのに、肺炎予防効果などの成果を実感できない」という残念な声を耳にすることが少なくないことが、本書を書き始めるきっかけとなりました。

受験勉強などもそうかもしれませんが、がんばれば必ず成果が上がるとは限りません。努力しても、どうしようもない状況もあります。でも、せっかくがんばるのですから、無駄を少なくし、効率よく取り組んで、成功を勝ち取りたいと思いませんか？

世の中にはもっともらしいガセネタも少なくありません。有名な海外の専門誌に採用された口腔ケアに関する研究結果でさえ、じっくり読んでみれば怪しいものも含まれているのです。

本書では、筆者らがこれまで提唱してきた口腔ケアを、それに対する称賛・ご批判を反映させて、まとめなおしてみました（※）。一見、皆さんの臨床に関連の少なそうな項目にも、ヒントが隠れている可能性があります。「▶00ページ 参照」などをきっかけに、他のページにジャンプしていただければ、知識が立体的になり、より適切な口腔ケアを実践できるようになると思います。

2011年2月

岸本裕充

※本書は『看護学雑誌』2010年9月号特集「全身疾患と口腔ケア」をベースに、編著者らが過去に雑誌等で発表した内容に大幅に加筆・修正を加え、構成したものです。

第1章
やるべきこと、やらなくていいことを見極める

第2章
口腔ケアの技術とトラブル対応

第3章
全身状態と口腔ケア

コラム

逆引きキーワード

イラスト　櫻井輪子、三上修
装丁・本文デザイン　加藤愛子（オフィスキントン）

第１章

やるべきこと、やらなくていいことを見極める

急性期、慢性期を問わず、看護師による口腔ケアが求められる一方、マンパワーなどさまざまな制約によって十分な口腔ケアが行われていないということをしばしば耳にします。

しかし、それらの悩みを分析してみると、看護師のアセスメント能力や、歯科専門家との役割分担、不要不急のケアの見直しなど、ちょっとしたコツや考え方で解決可能な問題であるケースも少なくありません。

本章では、看護師の皆さんが口腔ケアでつまずきがちなポイントを整理します。

なぜ、口腔ケアが必要なのか

まず、「なぜ、口腔ケアが必要なのか」という原点に立ち返って考えてみましょう。口腔ケアの目的をしっかりと認識することがケア見直しのきっかけにつながります。

目的は歯垢（プラーク）の除去

口腔ケアの目的

口腔ケアを行う最大の目的は「歯垢」（デンタルプラーク；dental plaque）の除去です。最近はテレビの歯ブラシや歯磨剤の CM でも「プラークコントロール」という表現が使われるようになり、すっかり市民権を得た印象があります。

むし歯・歯周病の原因は歯垢であり、「プラークコントロール（狭義には歯みがきによる歯垢の除去）」によって、むし歯や歯周病を予防することができるということについては、よく知られています。しかし、歯垢の除去の効果はむし歯や歯周病予防だけではなく、全身に及びます（**図表 1**）。

図表 1　歯垢の除去がもたらす効果

むし歯菌・歯周病菌が及ぼす他の疾患への影響については、第 3 章で詳しく解説します。

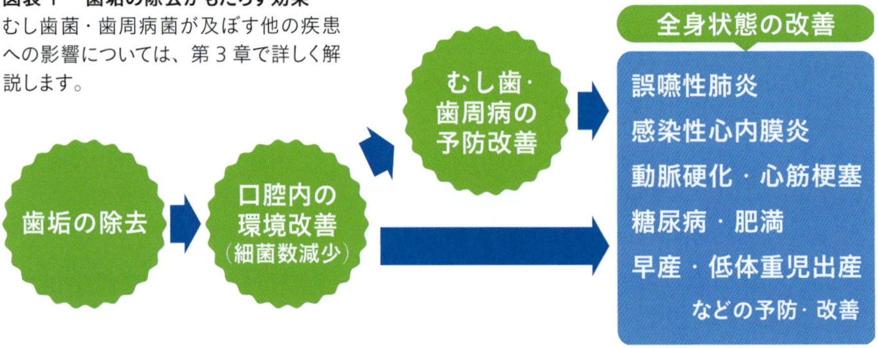
歯垢の除去
口腔内の
環境改善
（細菌数減少）
むし歯・
歯周病の
予防改善
全身状態の改善
誤嚥性肺炎
感染性心内膜炎
動脈硬化・心筋梗塞
糖尿病・肥満
早産・低体重児出産
などの予防・改善

歯垢ってなに？

歯垢は乳白色で、歯に似た色調であることから、見落とされがちです。しかしそこには、むし歯菌・歯周病菌などを含め、多種多量の菌が含まれています。その濃度は「1g あたり 1000 億」といわれており、これは糞便に匹敵するレベルです。歯垢を残した口腔ケアでは菌が減りません。これらの菌が血管内に進入したり、炎症を起こすことによって全身状態に悪影響を及ぼすといわれています。

歯垢はバイオフィルム

バイオフィルムという言葉をご存知でしょうか。一言で言うと「菌が排泄するスライム（ネバネバ成分）が層をなして堆積している状態」のことです。たとえば浴槽のヌルヌルはまさにバイオフィルムの代表です。

フラスコで培養された菌は浮遊状態でバラバラですが、生体も含め自然界では大部分の菌がバイオフィルムの形で共同体を形成して棲息しています。バイオフィルムは、医療現場ではもっぱら悪者です。実は、歯垢はバイオフィルムそのものです。ここにはむし歯・歯周病の原因菌だけでなく、口腔内に侵入してきた菌も表面に付着します。

ICU などでは、歯垢からメチシリン耐性黄色ブドウ球菌（MRSA）が検出されることもあります。この事実は、MRSA の予防のためには、歯垢もターゲットにすべきであることを示唆します。

「唾液を誤嚥して肺炎になる」ということもよく耳にしますが、この場合、唾液そのものというよりも、その中に含まれる菌量が問題です。唾液中の菌量は口腔内の汚染度に依存しており、歯垢や舌苔中に含まれる菌量が多いと唾液中の菌量も増加します。洗濯物の汚れの程度で、洗濯機中の水の濁り具合が異なるのと同じです。唾液中の菌量は 1mL（約 1g）あたり数千万から数十億の間、つまり 10^7 から 10^9 のオーダーとされています。プラークコントロールによって間接的に唾液中の菌量を少なくできれば、たとえ唾液を誤嚥しても肺炎になるリスクを低くできます。菌量の減少を通じて、肺炎予防につなげることができるというわけです。

消毒薬・抗菌薬への耐性

バイオフィルムの表面のネバネバは、鎧のように内部を保護し、消毒薬や抗菌薬の内部への浸透を妨げます。一般に、バイオフィルム内の菌へは相当高濃度の消毒薬でなければ効果を示しません。これは抗菌薬でも同じです(**図表 2**)。

歯垢は歯の表面に強力に付着しており、洗口程度で除去することはできません。浴槽のヌルヌルにシャワーをかけた程度では除去できないのと同じです。

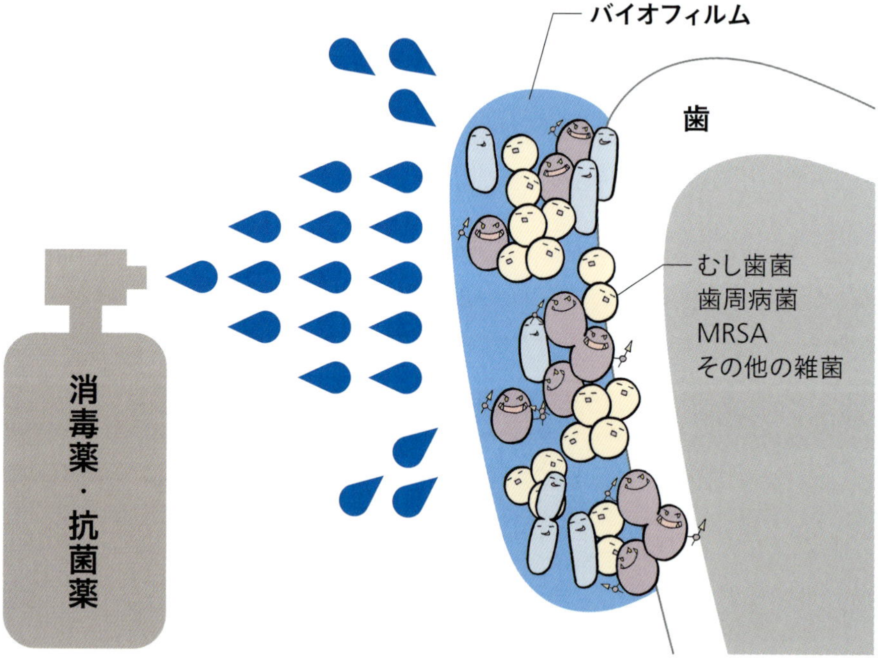

図表 2　バイオフィルムは菌のバリア
歯面に付着したバイオフィルム内には、むし歯菌・歯周病菌はもちろん、さまざまな菌が棲息します。洗口程度では除去できず、歯ブラシで擦り落とすなど、機械的に除去するしかありません。

歯垢（プラーク）は物理的に擦り落とす

生体の皮膚や粘膜に付着したバイオフィルムは、新陳代謝で「カワがめくれる」ことで自然に除去されます。それに対して、歯の表面に付着したバイオフィルムである歯垢はどうでしょうか。

「歯のカワ」がめくれることはなく、洗口程度では除去できないので、歯ブラシなどで物理的（機械的）にゴシゴシ擦り落とすしかありません。歯ブラシの毛先が届かない歯間部は、デンタルフロスや歯間ブラシなどの補助清掃用具を使って擦ることよってプラークを落とすことができます。このことから、補助清掃用具は歯間部に食物残渣（ざんさ）がつまったときだけに使用するものではなく、口腔ケアのターゲットである「歯垢除去」のための必須用具であることがわかります。

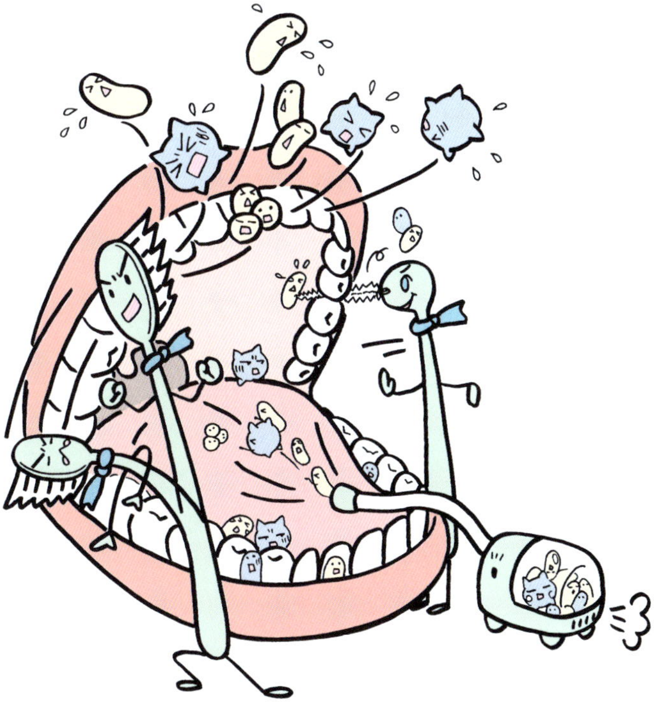

歯垢除去で口腔内環境が改善するしくみ

むし歯菌と歯周病菌

歯垢を構成する代表的な菌はむし歯菌と歯周病菌です。両者はどちらもプラーク中に棲息しますが、その性質は対照的です。むし歯菌の代表であるミュータンス連鎖球菌（*Streptococcus mutans*：Sm）はグラム陽性の通性嫌気性（少量の酸素があっても生育可）球菌で、唾液や飲食物中に含まれる糖分を栄養源とします。

一方、歯周病は病状によって菌の顔ぶれが異なるのですが、その代表格である *Porphyromonas gingivalis* や *Prevotella intermedia* はいずれもグラム陰性の偏性嫌気性（酸素が存在すると死滅する）桿菌です。

歯と歯肉の境界部付近に付着する歯垢を、歯肉から露出している浅い部分（歯肉縁上）と深い部分（歯肉縁下）に分類すると、唾液や空気に触れやすい、❶の歯肉縁上にはむし歯菌が多く、逆に❷の歯肉縁下（歯周ポケット）には偏性嫌気性の歯周病菌の割合が高まります（**図表 3**）。

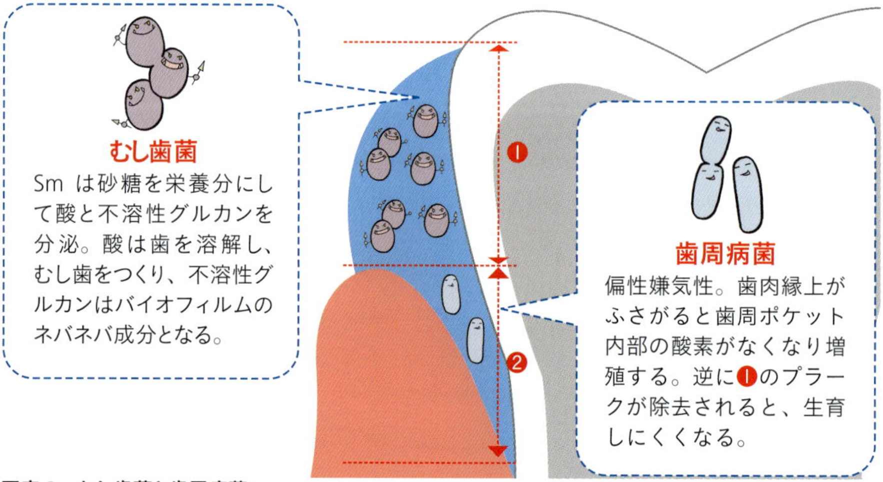

むし歯菌
Sm は砂糖を栄養分にして酸と不溶性グルカンを分泌。酸は歯を溶解し、むし歯をつくり、不溶性グルカンはバイオフィルムのネバネバ成分となる。
❶
❷
歯周病菌
偏性嫌気性。歯肉縁上がふさがると歯周ポケット内部の酸素がなくなり増殖する。逆に❶のプラークが除去されると、生育しにくくなる。

図表 3　むし歯菌と歯周病菌

むし歯菌は糖分を栄養源にできますが、特に Sm は砂糖を栄養としたときには「酸」と「不溶性グルカン」と呼ばれる、歯面への付着力の強いネバネバ成分を排泄します。むし歯とは、この酸によって歯が溶解（脱灰）される病気です。「歯面への付着力の強いネバネバを排泄する」という点で、むし歯菌はバイオフィルム形成の主役といえます。

さて、歯肉縁上プラークが増殖し、厚みが増して歯周ポケットの入り口を封鎖すると、歯周ポケット内部（**図表 3** の❷エリア）が嫌気的な環境となり、歯周病菌が生育しやすくなります。結果として、歯周ポケット内部に歯周病菌が増殖し、歯周病を起こすことになります。

プラークコントロールで歯周病菌の増大を防ぐ

口腔ケアの目的

バイオフィルムと、それを構成するむし歯菌と歯周病菌の性質を学んだところで、もう一度、口腔ケアについて考えてみましょう。歯面に付着したバイオフィルムである歯垢を歯ブラシでゴシゴシ擦って落とすことが口腔ケアの基本です。しかし、補助清掃用具を駆使しても、すべての歯垢を落とせるわけではありません。テレビ CM のように、歯周ポケットの底まで歯ブラシの毛先を届かせることは困難なのです。では、歯周ポケット内の菌に対してブラッシングは無効なのでしょうか。

バイオフィルム形成の過程を振り返ってみましょう。まず、砂糖の摂取で「不溶性グルカン」が排泄されるのですから、砂糖の摂取制限や口腔内に残った砂糖の除去は「歯肉縁上プラーク」の形成抑制に有効です。

一方、歯周ポケット内まで歯ブラシが届かなくても、歯周ポケット入り口の歯肉縁上プラークを除去することで、内部の「風通し」がよくなります。これにより、嫌気性である歯周病菌が生育しにくい環境を作ることができ、歯周病菌の抑制につながります。こうした機序を理解すると、口腔ケアの基本である「ブラッシングによって歯垢を除去する」ことの有効性がわかります。

口腔ケアにおける看護師の役割

**「口腔ケアで困っています」という看護師からの相談をみると、
口腔の専門家でも対応が難しいような困難事例がある一方、
案外、簡単なところでつまずいていることも少なくありません。
看護師が行うべきこと、歯科に任せるべきことの見極めが大切です。**

アセスメント力・判断力を磨こう

看護ケアのなかでも、褥瘡対策は看護師がもっとも力を発揮できる、腕の見せ所の１つです。口腔ケアを褥瘡対策と対比させてみると、褥瘡対策の場合であれば当たり前のように求められる的確なアセスメントや判断力が、口腔ケアの際にはおろそかにされがちであることに気づかされます（**図表１**）。

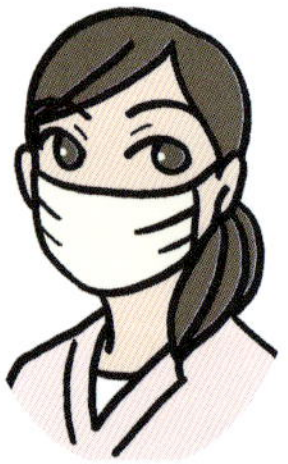

看護師が行うべきこと

- 口腔内のアセスメント（出血の前兆を見逃さない！）
- 「出血の悪循環」に陥らないよう、ブラッシングを励行
- 判断に迷ったら歯科に相談

歯科が行うべきこと

- 深い歯周ポケットやむし歯、義歯などの問題への対応
- 専門的歯面清掃（プラークフリー法）
- 口腔環境の整備
- 歯周ポケットの評価（プロービング）

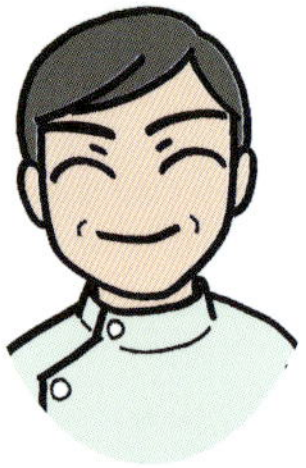

図表１　看護師と歯科の役割分担

歯肉から出血する前に、アセスメントで早期発見

アセスメント **出血**

歯肉からの出血は、しばしば相談を受けるポイントです。しかし、出血が生じてから慌てるのではなく、出血の前兆を見逃さないことのほうが重要です。褥瘡ケアの場合、「仙骨部に軽度の発赤」を発見したら、体位交換の回数を増やす、除圧のためのグッズを導入するなど、さまざまな介入を強化するでしょう。口腔ケアも同じで、歯肉出血を生じる前の、発赤や腫脹といった「出血の前兆」となる炎症所見を見落とさないことが重要です（**図表 2**）。

もちろん、「DIC（播種性血管内凝固症候群）など血小板の急激な減少で突然歯肉から出血」というように対応が困難な場合もありますが、実際には、早期の軽症な時点での「アセスメントの不足（見落とし）」によって対応が遅れ、重症化していることが多いようです。

一方で、出血があることで口腔ケアを早くあきらめてしまったことによって、さらに出血を悪化させてしまうケースも少なくありません。「出血すると怖い」という理由であまりにも早くブラッシングを中止してしまうと、歯周病菌の増加を招き、炎症が悪化、さらに出血の危険性を高めてしまうという、「出血の悪循環」（**図表 3**）に陥ってしまいます。

歯肉出血をおそれて歯みがきがおろそかになると（❶）、歯垢が厚くなり、

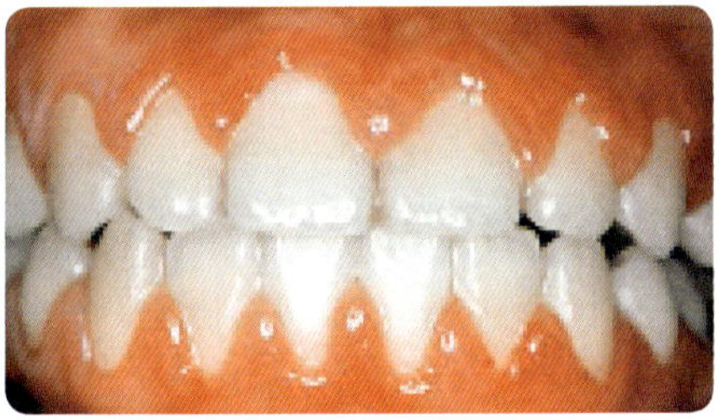

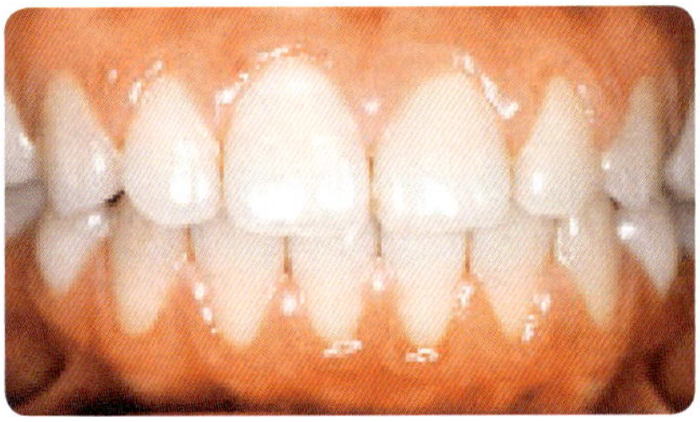

図表 2　出血の前兆を見逃さない
左は歯肉が腫れ、炎症を起こしており、出血のリスクが高い。右は炎症のない、改善後の歯肉。

内部が嫌気的環境となって歯周病菌が増殖し(❷)、歯肉の炎症（≒歯周病）が悪化、さらに出血しやすくなる(❸)という悪循環（**A**）に陥ります。

また、歯周病菌は歯肉ポケット内の「滲出液」から栄養を得ていますが、血液のほうがはるかに栄養が豊富ですので、歯肉出血が生じると歯周病菌の増殖が著明となり(❹、❺)、歯肉の炎症（≒歯周病）が悪化、歯肉出血を助長する(❻)という、もう1つの悪循環（**B**）を招きます。

出血は歯肉からであり、歯面からではありません。出血がある場合には、できるだけ歯肉を刺激しないように気をつけながら清掃するのがよいでしょう ▶65〜67ページ。

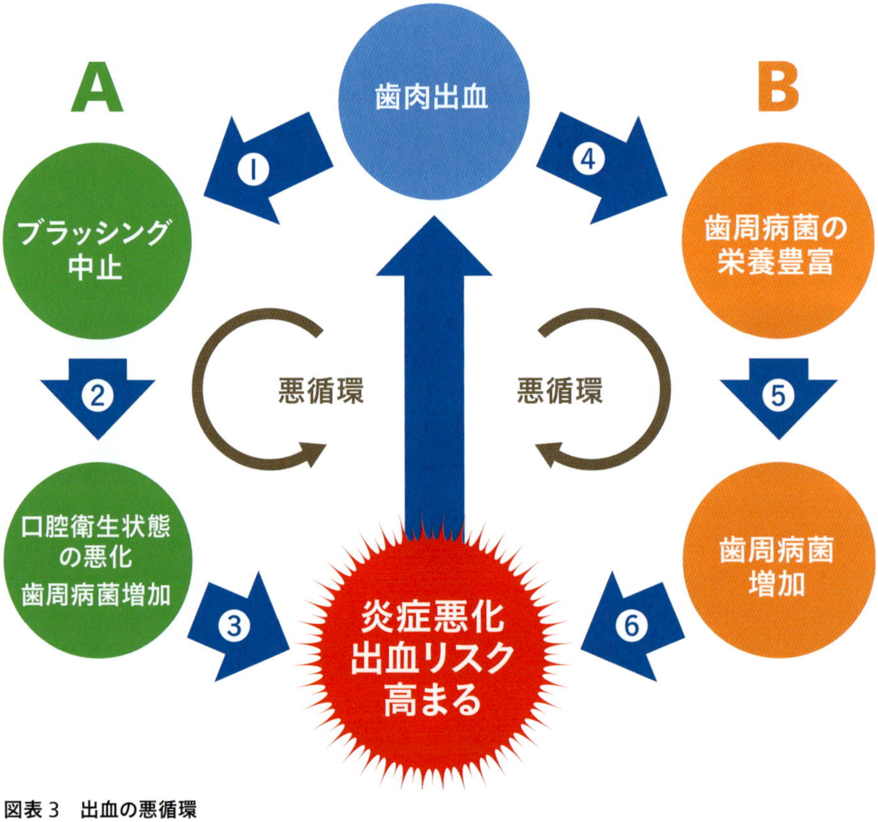

図表3　出血の悪循環

深い歯周ポケットは歯科へ相談

アセスメント **歯科との連携** **口臭**

褥瘡で深いポケットを形成し、深くまで壊死組織が存在しているような症例では、「看護ケアだけでは限界があるので、外科医に処置・手術を依頼しよう」という判断がなされます。同じように、歯周病で生じた「歯周ポケット」が深く、炎症を起こしている場合には歯科の介入を依頼すべきです。しかし、そういった口腔内のアセスメントを看護師が行うことに慣れていないのが現状です。

歯周ポケットにかぎらず、歯科的な問題点が放置されたまま、口腔ケアが行われていることがしばしば見受けられます（**図表 4**）。むし歯によって生じた歯の欠損である「う窩」や、歯周ポケットに存在する大量の菌は口臭の原因となります ▶79 ページ。「歯みがきや粘膜清掃などの口腔ケアを実施しているのに口臭が消えない」という場合、こうした歯科的な原因が隠れていると考えられます。

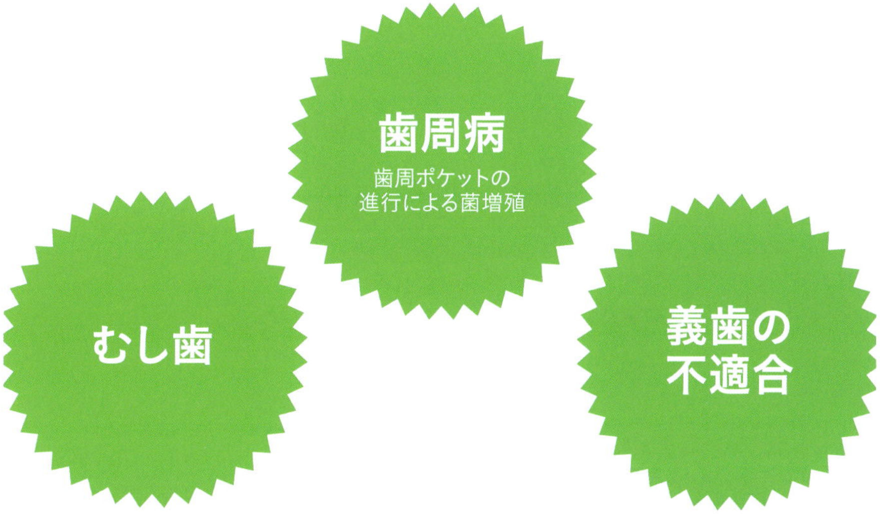
歯周病
歯周ポケットの
進行による菌増殖
むし歯
義歯の
不適合

図表 4　看護師が見落としがちな歯科的な問題

歯科との連携が重要

判断に困る、あるいは技術的な問題で対応が難しいと感じた場合、歯科医師、歯科衛生士と連携した「口腔環境の整備」が望まれます。ベッドサイドで行う口腔ケアとは異なり、歯科では明るい照明をあてるため口腔内が見やすく、道具もそろっています。専門スタッフが十分な時間をかけてケアを行うことができるため、非常に高いレベルで口腔内を清潔にすることが可能です。

清潔レベルを「歯垢の完全除去」まで高めることをプラークフリー法といいます。これは、気管挿管や抗がん剤投与前などに歯垢を完全除去しておくことによって、その後のケアが楽になるというもので、いわば「ケアの貯金」という発想に基づいています（**図表 5**）。

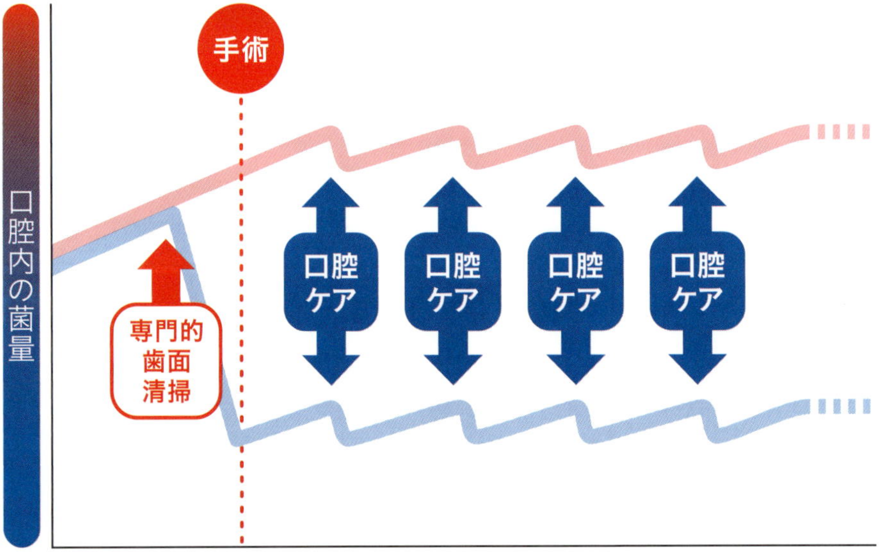

図表 5　プラークフリー法の概念図
気管挿管を伴う手術で、術前に口腔内の清潔レベルを「歯垢の完全除去」レベルまで高めておくと、術後の口腔ケアが楽になります。歯垢が増加しやすくするイベントの前に「ケアの貯金」をしておくことで、イベント後の維持ケアの労力を軽減するのが狙いです。

また、「グラグラした歯があれば抜歯するか固定しておく」「むし歯の穴を埋めておく」といった歯科的な治療を行っておくことは、術後のケアが行いやすいようにしておくという点でも重要です。

当院では、食道がん手術を受けて術後にICUへ入る予定の患者に対し、術前に歯科を受診してもらい、歯垢を完全に除去するプラークフリー法を行っています。これにより、術後肺炎の発症を20%から4.1%に低下させることに成功しました[1)]。

歯科がない病院も数多く存在しますので、「術前に」は無理と思われていませんか？　しかし、予定手術の場合には、患者さんが外来通院している段階で「近くの歯医者さんに行って、口の中をきれいにしてきてください」と指導することは可能です。これによって入院後のケアが楽になり、術後肺炎のリスクを軽減することが可能です。

［文献］
1）河田尚子，岸本裕充，ほか：食道癌術後肺炎予防のためのオーラルマネジメント，日本口腔感染症学会雑誌，17(1), 31-34, 2010.

見直してほしい過剰なケア、無駄なケア

「口腔ケアが大切なことはわかっているけれど時間、マンパワーが足りない」という悩みの背景には、不要不急のケアに労力をかけてしまっている、いわば「過剰な口腔ケア」があります。それらを見直すことで、より効率的な口腔ケアを提供し、成果をあげることができるでしょう。

舌苔は無理に取らない

舌苔　過剰なケア

「舌苔をもっとしっかり取りたい」という悩みをよく聞きます。歯垢であれば、完全に除去して歯面をツルツルにすることは可能ですし、それを目標としてもいいでしょう。しかし、舌苔においては異なります。歯面に付着した歯垢とは異なり、舌苔は舌の表面の「粘膜上皮」の一部なのです。

舌苔には、粘膜から剥がれた剥離上皮（皮膚の垢に相当）、微細な食物残渣、菌および代謝物、白血球などが含まれており、ある程度は清拭で除去することが可能です。しかしながら、粘膜との境界が明らかでない部分も多いのです。

つまり、「除去したい」と思っている舌苔の一部には、擦っても剥がれない、正常な粘膜上皮も含まれているということです。これを無理に除去すると、粘膜を傷つけてしまうことにつながります。舌苔は取れる範囲で除去し、除去できない部分については無理をしないことが、労力軽減につながります ▶52ページ。

ゴール設定によってケアは変わる

口腔ケアの目的　絶食　気管挿管時　がん治療中

健康な生活を送っている人も、毎日の歯磨きは必要です。そういう意味では、口腔ケアが不要な人はいません。しかし、その必要度はその人の全身状態、状況によって異なります。口腔ケアで何をめざすのかによって、行うべきケアの内容は変わります。

たとえば、「明日が手術で、術後はICUで人工呼吸器管理」あるいは「抗がん剤投与予定」といった方には、通常よりも高いレベルの口腔ケアが求められます。ICUでの人工呼吸管理では、VAPを発症するリスクがあり ▶88ページ 、抗がん剤投与後では悪心・嘔吐、口腔粘膜炎などの副作用によって、口腔ケアが困難になる可能性があるからです。

こうしたケースでは、施術後に口腔内の清浄度が下がってしまうことに備えて、事前に高い清浄度を確保することをはじめ、口腔環境を整備する「ケアの貯金」という発想に基づいたプラークフリー法が有効です ▶18ページ 。

また、口腔ケアの必要度について誤解が多いのが、絶食中の患者です。「食べていないので歯磨きは不要」というのは間違いで、「食べていないからこそ、口腔ケアが必要」が正解です。

経口摂取をしていれば、唾液が分泌されます。唾液には抗菌作用があるため、菌の増殖が抑制されます。また、食事の嚥下によって、菌などの汚染物も口から食道へと物理的に流されます。絶食中はこれらのメカニズムが働きにくく、口腔内の自浄作用が低下するため、口腔ケアの必要性はかえって高まります（**図表 1**）。

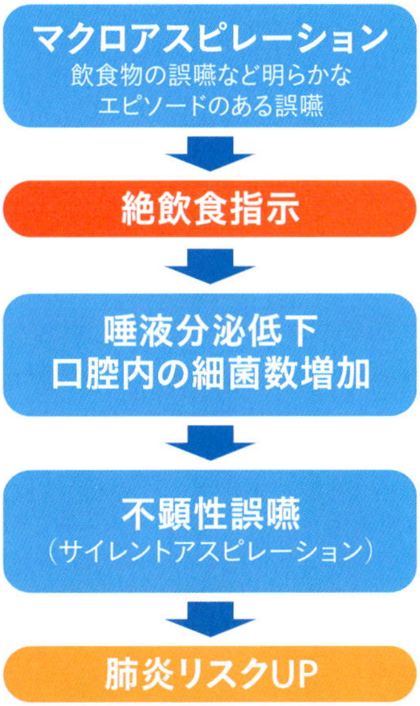

図表 1　絶飲食でも誤嚥は生じる!

特に、嚥下障害のある患者の場合、絶食中に不顕性誤嚥▶82ページを生じた際に肺炎を発症する危険性はむしろ高まります。こうした患者には、「誤嚥した場合の肺炎のリスクを下げる」という目的意識で積極的に口腔ケアを行うことが必要です。

歯磨剤・デンタルリンスはケースバイケース

ケア手技

ペースト状の歯磨剤と液体のデンタルリンスは、いずれも歯面清掃の補助に役立ちます（**図表2**）。歯面に付着した歯垢の除去は歯ブラシだけでも可能ですが、歯磨剤やデンタルリンスは「手洗い時の石鹸」のように、補助的に作用します。一般に、研磨剤や発泡剤を含むペースト状のほうが強力です。なお、殺菌消毒剤が配合された製品もありますが、市販の製品は配合濃度が

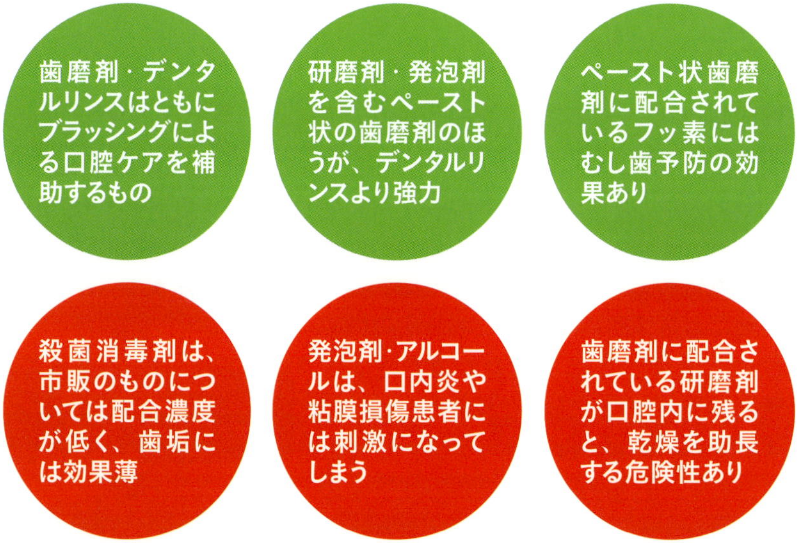

歯磨剤・デンタルリンスはともにブラッシングによる口腔ケアを補助するもの
研磨剤・発泡剤を含むペースト状の歯磨剤のほうが、デンタルリンスより強力
ペースト状歯磨剤に配合されているフッ素にはむし歯予防の効果あり
殺菌消毒剤は、市販のものについては配合濃度が低く、歯垢には効果薄
発泡剤・アルコールは、口内炎や粘膜損傷患者には刺激になってしまう
歯磨剤に配合されている研磨剤が口腔内に残ると、乾燥を助長する危険性あり

図表2　歯磨剤・デンタルリンス選択のポイント

低く、効果はあまり期待できません。

唾液の減少している患者（頭頸部がん放射線治療後、シェーグレン症候群、高齢者など）は、唾液のもつ抗菌、洗浄、再石灰化、pH 緩衝作用が低下しており、むし歯になりやすい状態にあります。ペースト状歯磨剤の多くに配合されているフッ素にはむし歯予防の作用があり、こうした患者には有効と考えられます。

一方、口内炎や粘膜に創傷をもつ患者にとって、ペースト状歯磨剤に含まれる発泡剤や、デンタルリンスに含まれるアルコールは刺激になってしまう可能性があります。

また、経口気管挿管中の患者など、ケア後の洗口・洗浄が難しい患者では口腔内にペースト状歯磨剤が残ってしまうことがあります。ペースト状歯磨剤のチューブのキャップに、硬くなった歯磨剤が残っているのを見たことがあると思います。配合されている「研磨剤」などは硬くなりやすく、また、吸湿作用もあるため、口腔乾燥を助長します。洗口･洗浄が難しい患者では、アルコールフリーのデンタルリンスが望ましいでしょう。

お茶などの食品の使用にはエビデンスなし

ケア用品

お茶類（緑茶、ウーロン茶、紅茶など）、レモン水、パイナップルなど、食品を用いた口腔ケアに関する報告を目にします。しかし、食品をルーチンの口腔ケアに使用するメリットを示したエビデンスはいまのところありません。

「イソジンの味が苦手」など、口腔ケアを嫌がる患者のコンプライアンス向上のために、これらの食品を使用することは悪くないでしょう。ただし、食品を医療のなかのケアに使用することは「目的外使用」であることは十分に認識したうえで、患者さんの同意を得て行うべきです。安全性の面では、アレルギーへの配慮はもちろん、パイナップル、レモン、酢などは、粘膜への刺激となる場合もありますので注意が必要です。

人工呼吸（管理）中の唾液腺マッサージは不要

過剰なケア　**ケア手技**

口腔ケアでは、口腔内の加湿が重要です。そこで、唾液の分泌を促す「唾液腺マッサージ」が一部で行われています。これは有効でしょうか？

大唾液腺である耳下腺、顎下腺、舌下腺に相当する部位をマッサージすることで唾液の分泌を促す、という手技ですが、これによって排出される唾液は、唾液腺体あるいは腺管内に貯留していたものが圧迫によって出てくるだけと考えられます。つまり、尿カテーテル留置時に膀胱を圧迫すると、膀胱内に貯留していた尿がカテーテル内に排出されるのと同じ理屈です。

唾液の分泌は、交感神経と副交感神経の二重支配を受けています。生理学的にいって、唾液腺の「圧迫」でトータルの分泌量は増えません。特に、人工呼吸管理中の患者など、脱水傾向にある患者においては、唾液の分泌量自体が低下しています。このような状況では、唾液腺マッサージによる圧迫で一時的に唾液を排出させるよりも、生理的にじわじわと分泌されるのに任せたほうが、口腔内の潤いを保つためには有効です（**図表3**）。

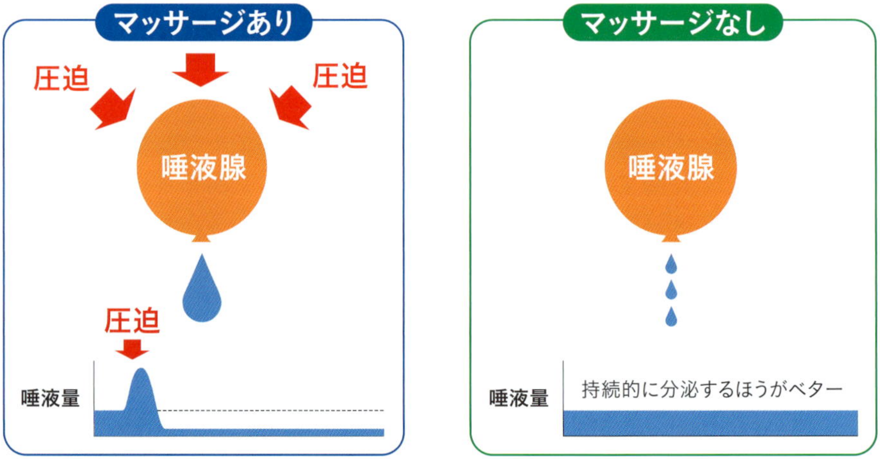

図表3　唾液腺マッサージが有効でない理由
トータルでは唾液量は変わらないので、じわじわと分泌されるのに任せたほうがよい

気管チューブのカフ圧は「適正圧」の確認のみでよい

過剰なケア　気管挿管時　リスクマネジメント

気管チューブ挿管中の患者の口腔ケア時に「汚染した洗浄液などの垂れ込みを防ぐために一時的にカフ圧を上げる」という手技の有効性は、必ずしも明らかではありません。

カフは、気管を物理的に塞いでいるので、ある程度誤嚥を防止する役割を果たしているといえます。しかし、カフ上部に液体を注入すると、カフと気管壁の間から少しずつ漏れることが確認されています。どの程度加圧すればどの程度垂れ込みを防げるのかは明らかではありません。

カフ圧が低すぎるとカフ上の貯留物が垂れ込むことは確かですが、逆に高すぎると気管粘膜の虚血・壊死を来し、穿孔などの重篤な合併症を起こすこともあります。重要なことはまず､カフ圧計を使用して適正圧（20〜27mmH_2O前後）に管理することです。垂れ込みを防ぐという目的であれば、カフ上吸引可能な気管チューブの使用（**図表4**）が有効です。カフ圧の戻し忘れなどのリスクもあることから、口腔ケア時のカフ圧の一時的加圧は必ずしも行う必要はなく、適正圧であることの確認を行います。

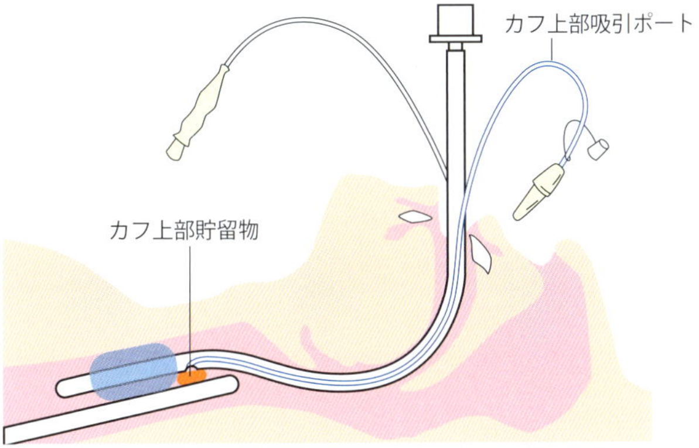

図表4　カフ上吸引可能な気管チューブ
コヴィディエンジャパン株式会社提供の図版を改変

アセスメントの考え方

**どの患者に、どの程度のケアが必要かということを見極めるうえで、
適切なアセスメントは欠かせません。
ここでは、各アセスメント指標の使い方とポイントについて解説します。**

アセスメントに「完璧」はない

アセスメント

口腔に限らず、アセスメントには「これで完璧」というものはありません。詳し過ぎても、簡単すぎても、ダメなのです。その取捨選択には多少の知識と経験が必要なのは否めません。口腔に関する知識や経験が少なければ、まずは欲張らず、簡単そうな項目（清浄度、乾燥の有無など）だけでもアセスメントしてください。状況が改善しないときには、

・見落としも含めてアセスメント自体が誤っている
・アセスメントは適切だけれどもそれに対するケアが誤っている
・両方が誤っている

可能性が高いです。さらに実際には、アセスメント、ケアともに適切であっても、患者さんの局所（口腔）・全身の状態が悪く、どうしようもない場合もあります。歯科（口腔外科）との連携で、アセスメント、ケアが適切かどうかのコンサルテーションを受ける機会があれば、病棟のアセスメント、ケアのレベルは格段に向上するでしょう。

ここでは、口腔に関連する諸症状のアセスメントとしてAndersson らの「ROAG（Revised Oral Assesment Guide）」[1)]をベースに、「開口量」「歯の状態」「口臭」を加えたもの[2)]を、そして、患者の口腔ケア自立度のアセスメントとしての「BDR 指標」[3)]を紹介します。

アセスメント項目はシンプルに

過剰なケア

アセスメントにおいては、「出血や潰瘍の有無」といった客観的に評価可能な項目と、「歯磨きができる」「経口摂取が可能」「鎮痛剤が必要」といった患者さんの状態・能力を反映させた項目とがあります。どちらも重要で、後者はわかりやすい反面、患者さんの我慢強さや治療の影響（潰瘍はひどいが麻薬性鎮痛剤がよく効いていて苦痛が少ないなど）を考慮する必要があります。

各施設・部署での事情に応じて、もっとも使いやすいアセスメント項目を自分たちで取捨選択し、看護記録の一部として組み込むのが実際的と思われます。「初期評価」はスクリーニングとして幅広く評価したいので、できれば独立したシートに、その結果に基づいた「継続評価」はバイタルサインや食事摂取や排便状況などとともに、症状や自立度の変化を記録します。

ROAG では、各アセスメント項目は 3 段階に分かれています。もっと細かく、4 段階、5 段階に分けることも可能かもしれませんが、なるべくシンプルなほうが使いやすいので、3 段階が適切でしょう。評価するときに「2 と 3 の間くらいかな」と状況であれば、「2.5」と記録するのは「アリ」だと考えます。

アセスメントで重要なのは、改善、不変、悪化といった「変化」を記録することです。スクリーニングなら 2 段階（あり／なし）だけでも OK ですが、変化の推移を追いづらいので、やはり 3 段階は必要です。変化を記録することで、ケアプランが正しかったかどうかが次回以降のアセスメント結果で確認することができるのです。一般に、変化には時間がかかるので、「待つ勇気」も重要です。

アセスメントを行ううえでの注意点

アセスメントを行って重症でケアの範ちゅうを超えている、キュア（治療）が必要、あるいは確信はなくても、「何かおかしいな」と感じたら、すぐに医師に報告して判断をあおいでください。褥瘡のケアではそのようにされませんか？　歯科に相談できるルートがあれば、さらにベターです。この判断には「勘やセンス」も重要です。「各項目の合計点が X 点以上なら歯科に相談」といった記載が時々見られます。悪い方法ではありませんが、センスがありません。たとえば、全体としてはよくても、1 項目でも大きな問題があれば相談が必要です。あるいはケア介入によって「ある項目は改善したけれども別の項目は悪化した」という場合、合計点による評価では、改善と悪化が相殺され、見えなくなってしまいます。

アセスメントの実際――「初期評価」

「ICU で経口挿管中、鎮静あり」の患者を想定して、実際のアセスメントのポイントを解説します。

まず、「初期評価シート」にしたがって順にアセスメントします（**図表 1**）。鎮静度によって異なりますが、開口量、食物残渣の有無（特に緊急挿管の場合）、歯の動揺（挿管に伴う外傷性のものはないか）、歯・粘膜の損傷（外傷を扱う救命救急センターなどでは重要）などをチェックします。まれに可撤性の義歯が装着されたままになっていることがありますので、注意してください。します。病態にもよりますが、3 日前後で「再評価」するときにも使用します。再評価の時期（3 日前後）に関しては議論がありますが、再評価という概念は必要です。

アセスメントの実際――「継続評価」

「アセスメントの結果に基づいて適切なケアを実施する」のが理想ですが、毎回のケアの前に詳細なアセスメントを全項目にわたって実施すること、またそれをすべて記録するのは手間がかかります。「口腔乾燥と口臭は毎回評価し、あとは初期評価で問題のあった項目のみ継続する」というくらいが実際的と思われます。

初期評価で問題がなくても、口角・頬粘膜など、気管チューブの圧迫によ

図表1 「初期評価シート」の例（ROAG[1] スケールを元に作成）

項目	1点	2点	3点
声（挿管中は不要）	正常	軽度の嗄声	嗄声（反回神経麻痺）
嚥下（挿管中）	<なし>	鎮静中で嚥下反射あり	鎮静中で嚥下反射なし
嚥下（抜管後）	問題なし	嚥下時痛	嚥下困難
開口量	ケア時に容易に開口する	鎮静・意識障害があり、開口には応じないが、徒手的に2横指程度開口可能	くいしばりや顎関節の拘縮のため、開口量が1横指以下
口臭（**「食物残渣を伴う・伴わない」を記録**）※1	口臭を認めない	口腔から30cm以内に近づくと口臭を感じる	口腔から30cm以上離れても口臭を感じる
口唇	平滑でピンク	乾燥 or 亀裂 and/or 口角炎	潰瘍 or 出血
口腔乾燥（**主に頬粘膜で評価する**）※2	ミラーと粘膜との間に抵抗なし	抵抗が少し増すが、ミラーが粘膜にくっつきそうにはならない	抵抗が明らかに増し、ミラーが粘膜にくっつく、あるいはくっつきそうになる
粘膜（**頬、口腔底、口蓋など**）	ピンクで、潤いあり	乾燥 and/or 赤、紫や白色への変化	著しい発赤 or 厚い白苔。出血の有無にかかわらず水疱や潰瘍
舌	ピンクで、潤いがあり、（糸状）乳頭がある	乾燥、乳頭の消失、赤や白色への変化	舌苔が非常に厚い・茶・黒色への変色、水疱や潰瘍
歯肉	ピンクで引き締まっている	浮腫性 and/or 発赤	手で圧迫しても容易に出血
歯・義歯 ※3	きれい、食物残渣なし、歯科治療を要する歯がない	1）部分的に歯垢や食物残渣 2）むし歯や義歯の損傷、ケアの妨げになる、あるいは感染源になるかもしれない歯がある	全般的に歯垢や食物残渣

※1 口臭の存在は、清掃不良と一致しないこともありますが、口腔乾燥とともに必ず評価の対象とします。

※2 歯科用ミラーを用いて、粘膜との摩擦で口腔内の湿潤度を判定します。金属製の舌圧子や歯ブラシの柄の部分などでも代用できるほか、グローブを装着した指を口腔内へ入れた時の摩擦抵抗でも評価可能です。

※3 可能であれば、個々の残存歯について評価します（う蝕の有無、充填・補綴物の状態、動揺度など）、義歯装着の有無を記録

る褥瘡の形成には注意します ▶46ページ。

絶食の場合、口腔ケアが不十分でも食物残渣は増えませんが、残存している歯垢の質の悪化（嫌気性菌・病原性菌の割合の増加）は生じます。また舌苔など、粘膜の新陳代謝に伴う剥離上皮が増加します。菌交代現象で、黒（茶）毛舌や、急性偽膜性カンジダ ▶74ページ を生じることもあります。

歯・義歯のアセスメントについて

義歯

パノラマX線 ▶125ページ などの情報がないと、ブリッジのポンティック（ダミー）部分やインプラント（人工歯根）治療など正確な歯数の把握が難しい場合もあります。ケアの妨げにならないか、感染源になるのでは、という観点で問題の抽出に努め、疑わしい部分は歯科に判断を委ねましょう。

最低限確認しておきたいことは、歯列の連続性（歯の欠損の有無。ケアとケアの間の知らないうちに、歯やクラウンが自然脱落していることに気づいていない事例があります）、歯列不正の有無（歯並びの状態。舌や口唇、頬を圧迫する歯がないか）、歯の動揺度（抜けてしまいそうな歯がないか）です。歯垢の付着については、視診に加えて、歯頸部を探針などで擦過する習慣をつけましょう。

義歯については、可撤性義歯の所持と使用の有無を確認します。「上顎の総義歯は夜間就眠時のみ外している。下顎の部分床義歯は持っているが使用していない」という症例は珍しくないので、具体的に記録しておきます。できれば、義歯の適合性、安定性、破損の有無も確認します。

可撤性義歯が口腔内に装着されている場合には、診査時に外す必要があります。その際、元通りに戻せそうかを確認してから外すようにしましょう。

患者のケア能力を評価する「BDR指標」

患者さんのケア能力（自立度）を評価する基準として有名なものに、BDR指標があります（**図表2**）。特に、「洗口」の可否をアセスメントしておくこと

図表 2　BDR 指標[3)]

歯みがき（B）の自立度 ※1

0	ほぼ自分で磨く	（1. 移動して実施する	2. 寝床で実施する）
1	部分的に自分で磨く	（1. 座位を保つ	2. 座位は保てない）
2	自分で磨かない	（1. 座位、半座位をとる	2. 半座位もとれない）

義歯の着脱（D）の自立度

0　自分で着脱する
1　外すか入れるかどちらかはする
2　自分で全く着脱しない

洗口（R）の自立度 ※2

0　ブクブクうがいをする
1　水は口に含む程度はする
2　口に含むこともできない

※1 義歯の使用があれば、義歯の清掃と義歯床下粘膜のケアも併せて評価するとベター。
※2 洗口の可否は、口腔ケアにおいて非常に重要な評価項目です。

は、口腔ケアにおいて非常に重要です。

小児で、ブクブク洗口で水を誤って飲み込んでしまうリスクが低ければ、むし歯予防に有効な「フッ素洗口」を開始できます。一部の幼稚園・保育所で導入され、予防効果が確認されています。一方、高齢で嚥下障害を認める患者において、洗口が安全に行えるかどうかは、意思の疎通の可否や口腔機能のアセスメントの１つとして、非常に重要なチェック項目です。

がん患者の口腔アセスメントのポイント

がん治療中　**口内炎**

最後に、「抗がん剤もしくは放射線の副作用（有害事象）で口内炎が多発している（しそうな）患者」のアセスメントを解説します。

図表 3　がん治療に伴う口内炎の評価

Grade	1	2	3	4	5
粘膜炎（口内炎）診察所見	粘膜の紅斑	斑状潰瘍または偽膜	融合した潰瘍または偽膜；わずかな外傷で出血	組織壊死；顕著な自然出血；生命を脅かす症状がある	死亡
粘膜炎（口内炎）機能／症状	わずかな症状で摂食に影響なし	症状があるが食べやすく加工した食事を摂取し嚥下することはできる	症状があり、十分な栄養や水分の摂取ができない	生命を脅かす症状がある	死亡

こうした患者の場合、症状（潰瘍やその部分の接触痛など）が出現する前からの患者自身によるセルフケアが重要で、アセスメントも患者の訴えによるものがメインとなります。ただし、患者の訴えがなくても、歯肉出血の前兆としての「歯間乳頭部の発赤や腫脹」▶15 ページを見逃さないことは重要です。

ROAG の全項目を評価することのほか、がん治療に伴う口内炎の評価として、Common Toxicity Criteria for Adverse Events（CTCAE）ver. 3.0（有害事象共通用語規準）を付加することをお勧めします（**図表 3**）。いくつかの関連項目がありますが、「診察所見」と「機能 / 症状」の 2 つが有名です。

なお、抗がん剤もしくは放射線の副作用（有害事象）での「口内炎」という場合には、口腔粘膜炎▶93 ページだけでなく、歯性感染症の急性化▶96 ページ、カンジダ性口内炎▶74 ページ、ウイルス性口内炎▶74 ページ、褥瘡性潰瘍▶73 ページなどが、きちんと区別されることなく評価・診断されてきた印象が強いです。それぞれ原因・対処法も異なるわけですから、正しい評価・診断なくして、適切なケアを提供することはできません。

［文献］
1）Andersson P, et al.: Spec Care Dentist. 22(5),181-6, 2002.
2）（財）8020 推進財団発行の「入院患者に対するオーラルマネジメント」（http://www.8020zaidan.or.jp/pdf/kenko/oral_management.pdf）
3）厚生省老人保健福祉局老人保健課（監）：寝たきり者の口腔衛生指導マニュアル，新企画出版，57，1993.

第２章

口腔ケアの技術とトラブル対応

本章では、口腔ケアの実践手順を図解したうえで、看護師が現場で困りやすいポイントに絞って対応のポイント、コツを解説します。

口腔ケアに必要な物品

ケア用品

最低限必要なもの

セルフケアが困難な状態にある患者に口腔ケアを行う際、最低限必要な物品は以下のとおりです。

歯ブラシ

▶49ページ

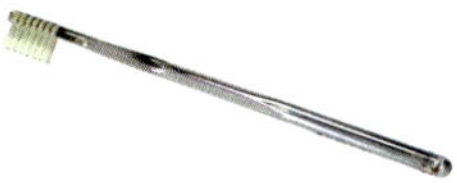

ヘッドの小さ目のもの（子ども用など）が使いやすいです。毛のかたさは一般には「ふつう」を選びますが、出血しやすいときには「やわらかめ」で、毛の長い目のものを選ぶと歯肉への刺激がマイルドです。ナイロン毛が衛生的です。動物毛のものはおすすめしません。

吸引設備

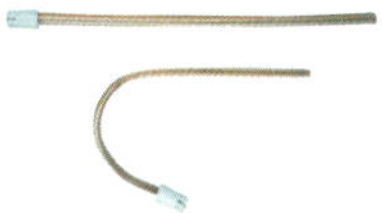

吸引器、ディスポーザブルの排唾管 ▶57ページ やカバー付きヤンカーなど、咽頭部までしっかり吸引できるもの。

照明

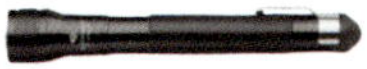

ペンライトもしくはヘッドランプなど、口腔内を明るく照らせるもの。

各種粘膜清掃器具

▶52ページ

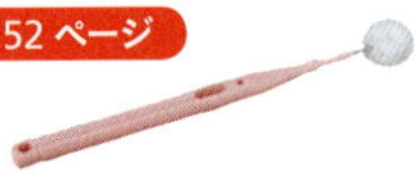

スポンジブラシもしくはモアブラシ、綿棒（綿球＋止血鉗子）など。使いやすいものを選んでください。

水を入れたコップ（ブラシ濯ぎ用）

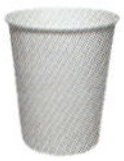

一般的な使い捨て紙コップでも結構です。

たいてい必要な物品

洗浄用品

▶ 59 ページ

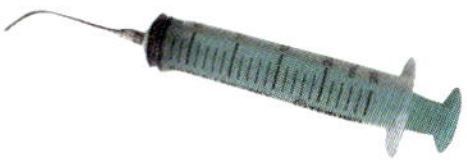

洗浄水を入れたコップと、洗浄用シリンジ（10ml or 20mL）に洗浄針かサクションカテーテル（約5cm）を接続すると便利。

湿潤ジェル

▶ 60 ページ

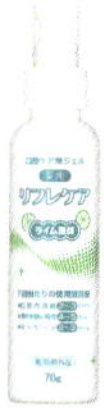

唾液の分泌が良好で、口腔乾燥がない患者には不要です。蒸発予防を目的とする時は、薄く塗るのがポイントです。

あると便利な物品

各種補助清掃用具

▶ 50 ページ

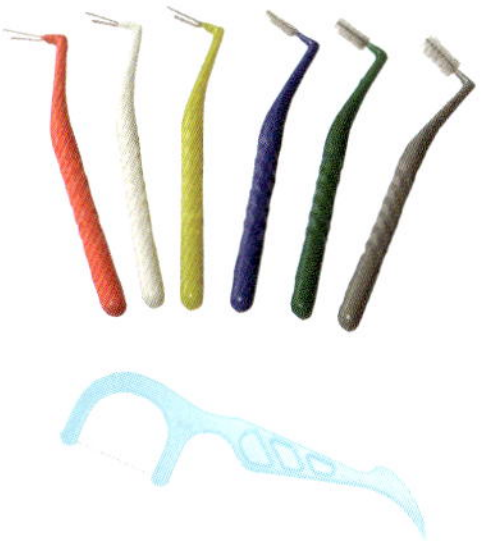

歯間ブラシ（上）は、歯周病がある程度進行して歯間部に空隙がある場合に有効です。デンタルフロス（糸ようじ）は若年者で、歯間部に空隙のない場合に有効で、ハンドル付きで糸にワックス（ろう）をコーティングしてある製品（下）が使いやすいでしょう。ワンタフトブラシは、歯ブラシの先端部だけに植毛してあるブラシで、通常の歯ブラシの毛先が届きにくい部位の清掃に有効です。

その他

▶ 43 ページ

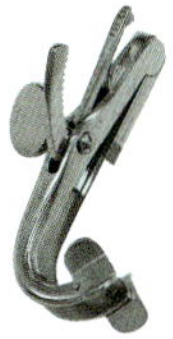

自力で開口を保てない患者や、意識状態のよくない患者への口腔ケアには、プラスチック製口角鉤、開口器、バイトブロック、ゆびガードなどを用意したほうがよいでしょう。

体位を極める

ケア手技　リスクマネジメント

口腔ケアを行ううえで、見落としがちですが重要なのが体位です。「重力による水の落下」「体位による気道と食道の位置関係の変化」に着目して、適切な体位をとりましょう。

30 度程度起こした仰臥位（**a**）が無難ですが、水平の仰臥位（**b**）でも咽頭部の吸引を確実に行うことで誤嚥を防ぐことは可能です〔誤嚥しやすいときは（前傾）側臥位も検討しましょう〕。

a. 30 度仰臥位

もっとも誤嚥の危険が少なく、口腔ケアを行う体位としては理想の１つとされています。仰臥位に近づくにつれ、気管が上、食道が下という位置関係になり、咽頭部の水は重力に従って食道へ流れ込み、気管へは入りにくくなることが、その理由です。

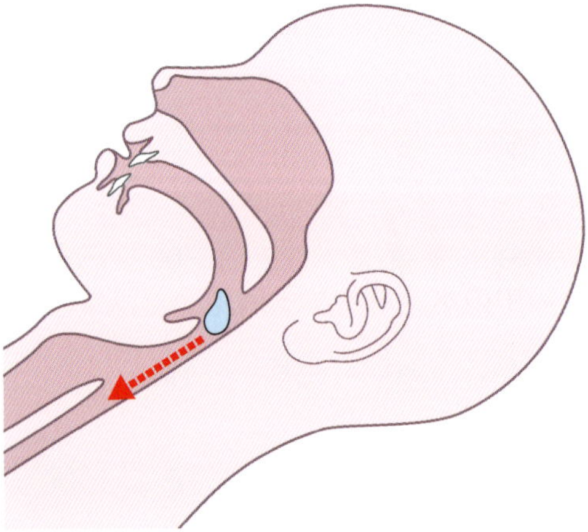

※矢印 ◀▪▪▪ は口腔内での水が流れる方向を示し、矢印の長さは流れる力（勢い）をあらわします。

b. 仰臥位

仰臥位になると、口腔内の水は食道、鼻腔のどちら方向にも流れやすい状態です。吸引しないと水位が上昇して食道の上にある気管にも水が流れ込みますが、咽頭部の吸引を適切に行えば、誤嚥の予防は可能な体位です。

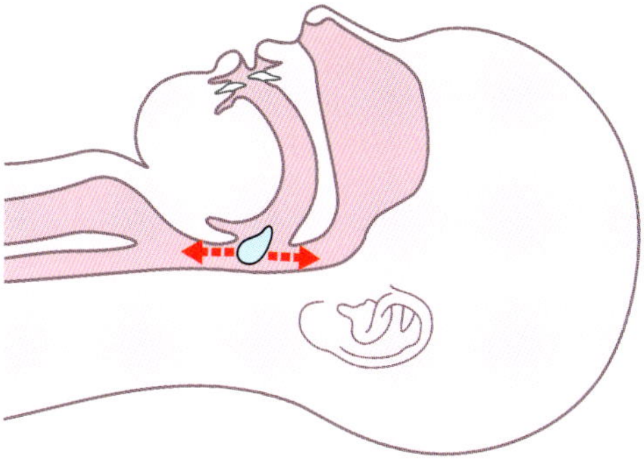

c. 腹臥位

腹臥位では水は口腔外へ自然に排出しますが、口腔ケアを行う体位としては現実的ではありません。ケア時に（前傾）側臥位もしくは側臥位で顔を下に向けて、口の中の水が口角から自然に排出されるようにすれば、腹臥位に近い効果が得られます。非常に誤嚥しやすい患者では選択肢の１つとなります。ただし、口腔内を観察・ケアしづらいのが難点です。

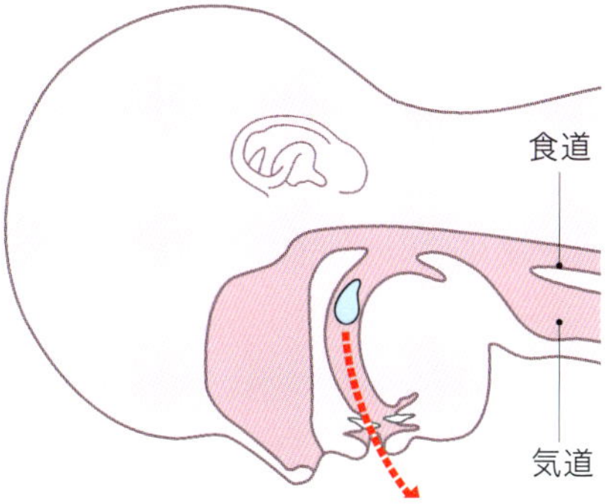

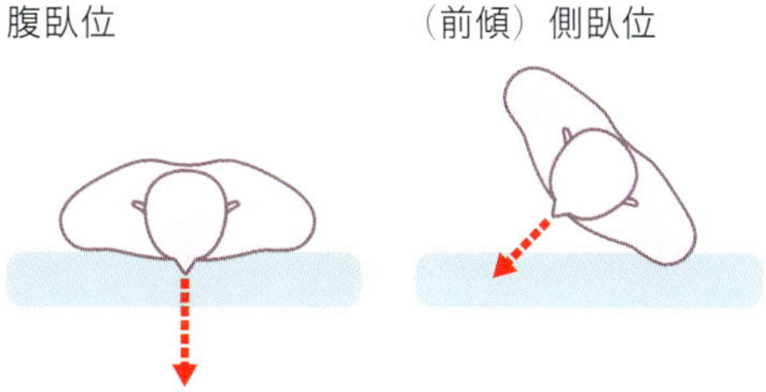

d. 座位での前傾

前傾姿勢が可能であれば、座位は水が自然と排出されるため、安全です。

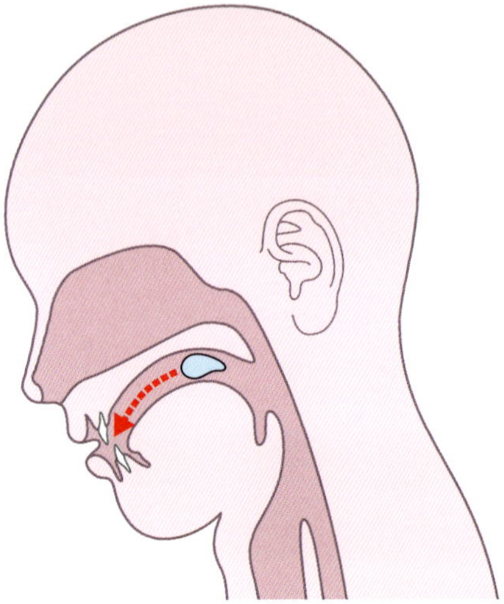

e. 中途半端な座位（頸部後屈）

要注意！

前傾が難しい場合、中途半端な座位は危険です。特に頸部が後屈している場合、食道の前方に位置する気管に水が入りやすく、誤嚥の危険性が高まります。

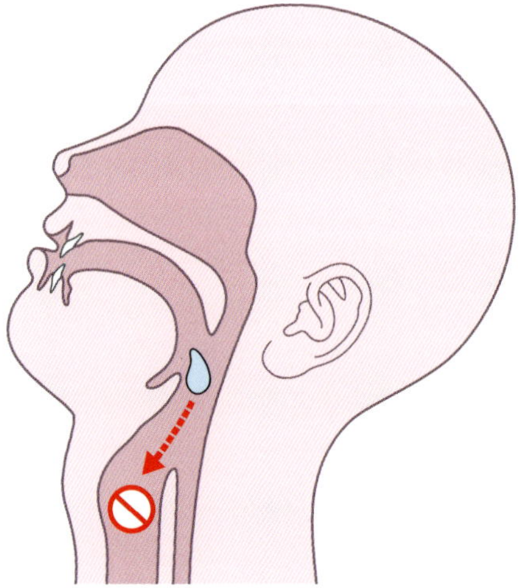

ポイント！　頸部の後屈に注意

要注意！

頸部はやや前屈したほうが咽頭部が屈曲し、誤嚥しにくくなります。頸部の後屈は、誤嚥の危険性が高まり危険です。

前屈

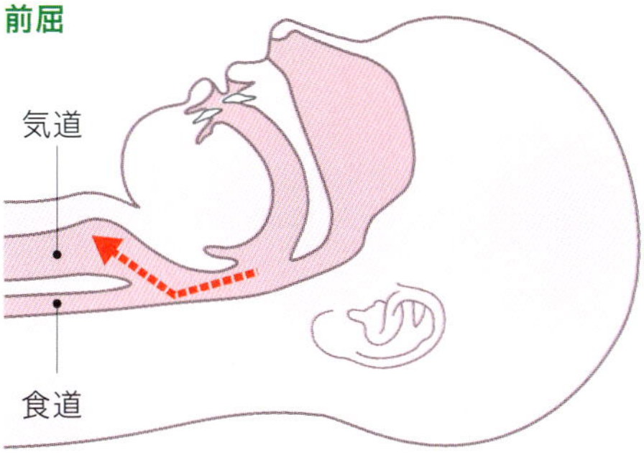

後屈

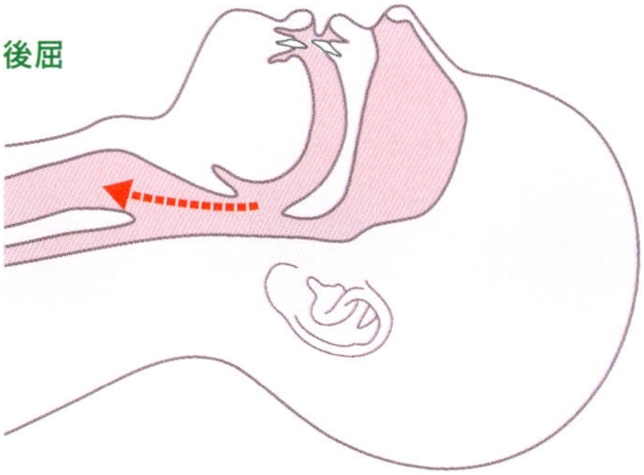

ポイント！　座位でのケアの際の注意点

車いすに移して座位にすることは悪くないのですが、患者の頭を支えるヘッドレストがない状態で上から見下ろすポジションをとると、後傾した座位で、かつ頸部が後屈するという危険な体位 ▶38ページ になります。これを予防するには、

・術者と患者の目線の高さを合わせる（術者も座るかひざまずく）
・背もたれ・枕の工夫

が必要です。

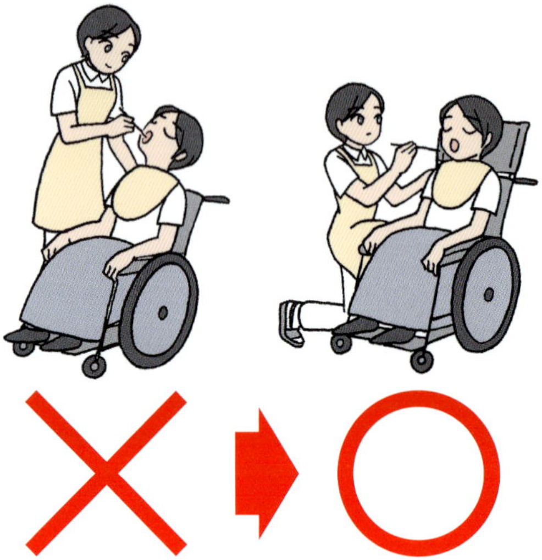

体位のまとめ

- □ **口腔ケアを行う際の体位は 30 度仰臥位、頸部はやや前屈が理想**
- □ **腹臥位は誤嚥の危険性の少ない体位だが、口腔ケアの体位としては現実的ではない。前傾側臥位は同様の効果が期待できる**
- □ **危険なのは、やや後傾した座位**
- □ **いずれの体位でも、頸部の後屈は誤嚥の危険性が高まり危険**

手順1 よく見えるようにする

ケア手技　リスクマネジメント　ケア用品

　患者のどちら側に立って口腔ケアを行うかについて考えたことはあるでしょうか？　立ち位置によって、口腔内の見えやすさ、ひいては安全性も変わります。歯科治療や口腔外科手術の際の立ち位置、あるいは子どもの歯磨きを行う際の母親のポジションが参考になります。

患者の口腔に対する位置どり

　8〜9時の位置（左利きの場合、3〜4時の位置）からケアするのが一般的です。病棟でのケアでは12時の位置には立ちにくいと思いますが、口腔内（特に舌や下顎）を見やすいポジションですので、ベッドを移動させることが可能であれば試みてください。これは、母親の「仕上げ磨き」でも同じことが言えます。

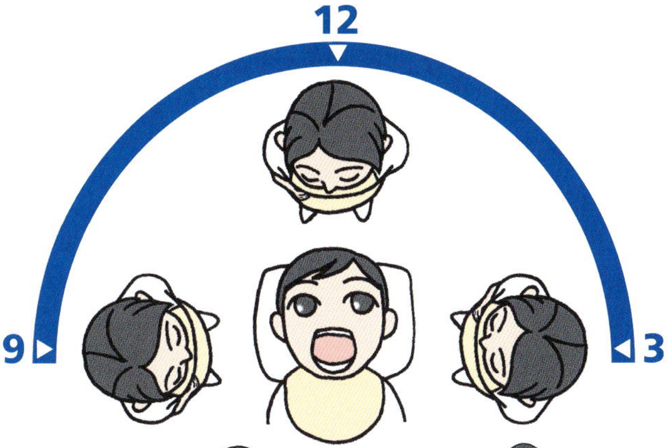

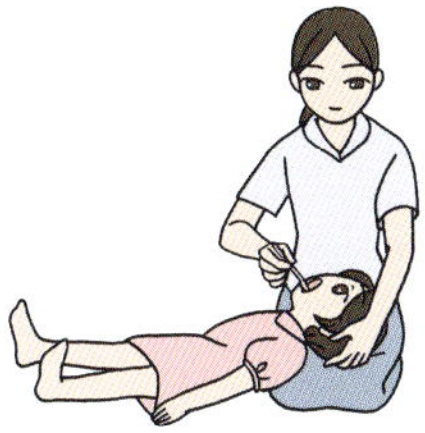

母親の仕上げ磨き（9時の位置から）

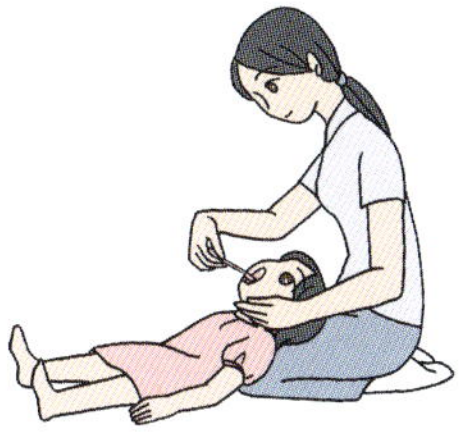

母親の仕上げ磨き（12時の位置から）

高さ

口腔ケア実施者のヘソの高さに患者の口がくるように調整するとよいでしょう。

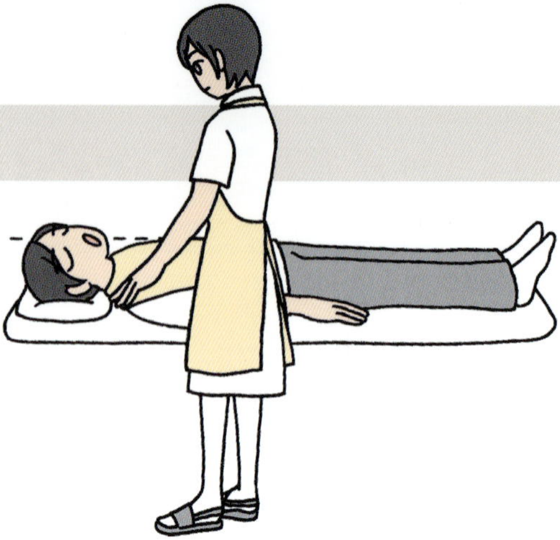

口の中を見やすくする

口腔内を見やすくするためのグッズにはさまざまなものがあります。状況・目的によって、以下のように使い分けてください。プラスチック製口角鉤装着の際などは、乾燥した口唇を損傷しないよう、44〜46ページで解説する加湿を忘れないようにしてください。

口角を左右に開く

グッズ プラスチック製口角鉤

目的 口角を開き、主に口腔前庭（臼歯部頬側）を見やすくする。

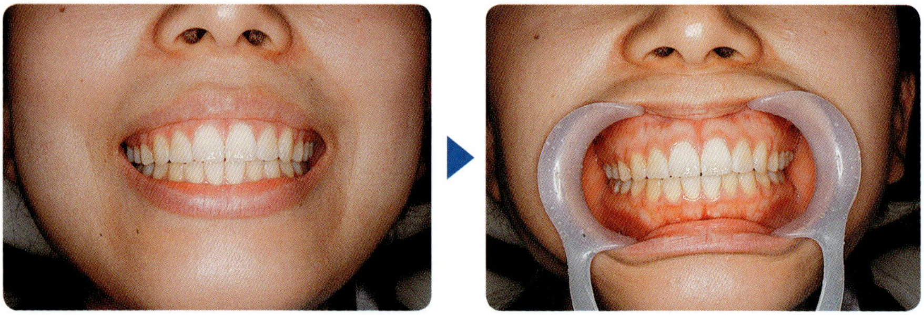

プラスチック製口角鉤を使って口角を左右に開く

口を上下に開く

グッズ　開口器

目的　強制的に開口量を増やす（保持も可能）。

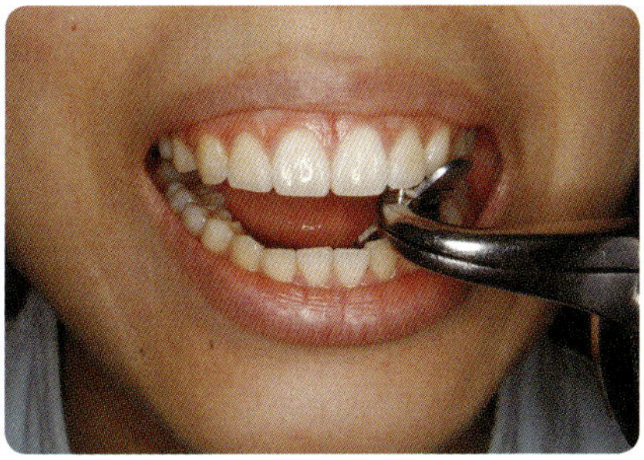

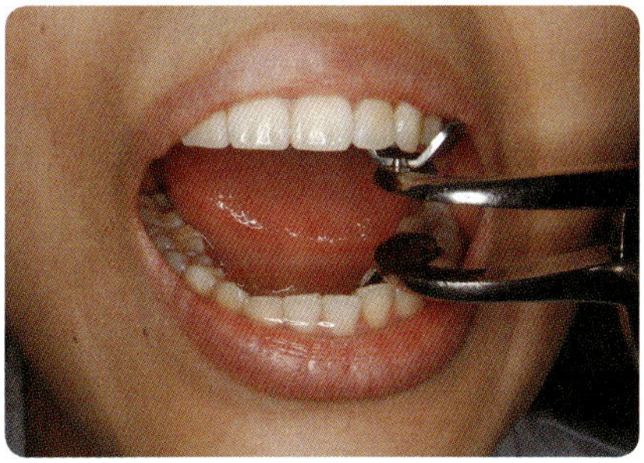

開口器を使って強制的に開口量を増やす

保持する

グッズ　バイトブロック、デンタルブロック

目的　開口した状態を保持する。

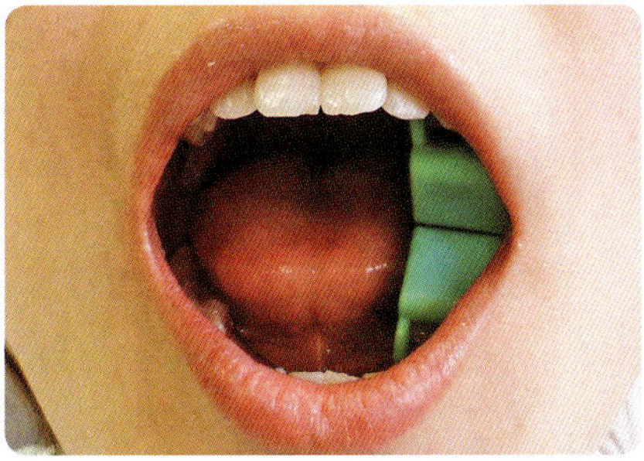

バイトブロックを使って開口を保持

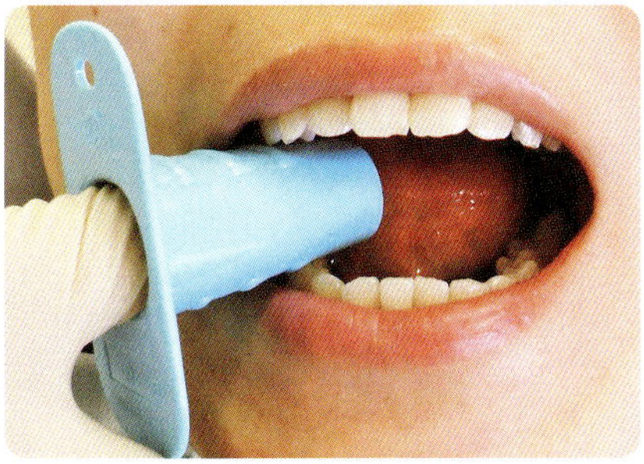

デンタルブロックを使って開口を保持

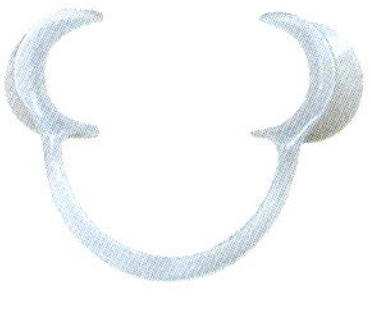

プラスチック製口角鉤

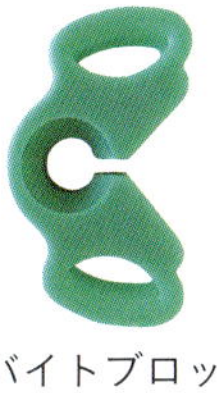

バイトブロック

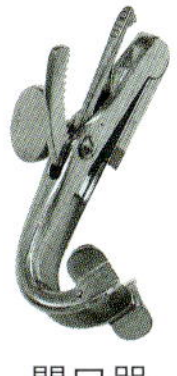

開口器

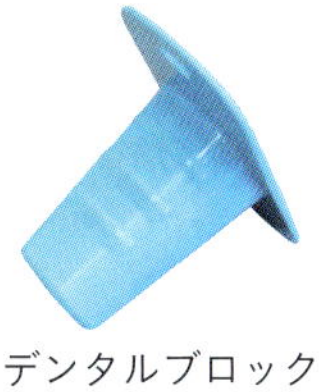

デンタルブロック

手順 2
加湿する

ケア手技　口腔乾燥

口腔ケアのスタートは「加湿」から

介助による口腔ケアを必要とする患者の多くは、程度の差はあれ口腔乾燥を認めます。特に、経口気管挿管患者はチューブのために閉口できず、口腔内の水分が蒸発しやすい状態にあります。また、経口摂取を行っていなかったり、薬剤の副作用のために唾液の分泌が低下しています。

乾燥したままの状態で口腔内に指や器具を入れられるのは苦痛であり、「口角切れ」などの損傷も生じやすくなります。ROAG の「口腔乾燥」の項 ▶29 ページにあるように、乾燥した口腔内では、ケア用品や気管チューブと粘膜がくっつき、損傷の引き金となる可能性があります。筆者らは、グローブと粘膜との滑り具合でアセスメントしています。

食器洗いの際、こびりついたご飯粒が乾燥しないよう洗う前に水につけておくのと同じように、口腔内を水や生理食塩水などで適宜加湿することが大切です。「乾いたら負け」と考えてください。

乾燥を防ぐ（保湿）とは？

保湿は、水分による加湿と蒸発予防によって行います。「加湿」は水やお茶での洗口、「蒸発防止」はマスクの装着、ジェルの塗布が基本です。

保湿の方程式！

保湿 ＝ 加湿 ＋ 蒸発予防

洗口の「やりすぎ」は禁物

過剰なケア **ケア用品**

加湿を目的とした洗口ではイソジンガーグルがよく処方されます。しかし成分中に含まれるエタノールによる脱水の助長や、口腔内常在菌への悪影響が危惧されるため、カンジダが見られるときなど、適応を見極めて短期的に使用すべきで、通常は水やお茶での洗口で十分です。

乾燥が強く炎症を伴う患者が洗口する際の処方薬としておすすめできるのは含嗽用ハチアズレです。消炎作用を有するアズレンに加え重曹が配合されており（使用時濃度2%）、唾液の「緩衝作用」の低下を補えます。アズレン単独よりも「スッキリする」（重曹の粘液溶解作用のため）という声が聞かれます。一方、レモン水あるいはレモングリセリン水の効果については、欧米では否定的であり、筆者の経験でも評判があまりよくありません。

洗口は、必要以上にがんばり過ぎると唾液の成分も同時に失われてしまいます。手の潤いが失われているときに水仕事をするようなものです。洗口を頻回に行うよりも、加湿スプレーや小さな氷片を口に含むといった方法が無難と言えます。

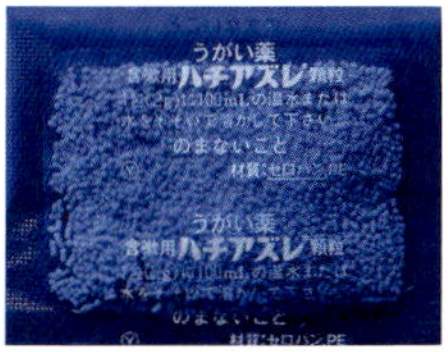

含嗽用ハチアズレ

気管チューブによる褥瘡性潰瘍

気管挿管時

チューブによる圧迫が主因で褥瘡性潰瘍が生じることがあります。仙骨部などに褥瘡が生じるのと同様に、ズレや低栄養なども背景にありますが、潰瘍形成の前に、チューブと粘膜との固着による粘膜上皮の剥離があるのではないか、と推測しています。したがって、チューブを移動させる際には、チューブと粘膜の接触部分が固着していないか、注意深く観察し、固着していれば、十分に加湿してから行うよう心がけます。

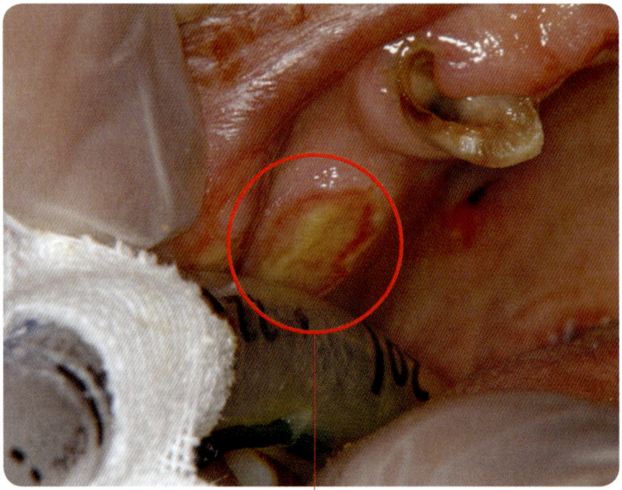

褥瘡性潰瘍

手順3 磨く

ケア手技　ケア用品

自分自身のブラッシングを振り返ってみても、「磨けているつもり」が実際には歯垢がたくさん残っていた、ということがあります。ポイントは、歯垢が残存しやすい「不潔域」を意識することです。また、自分なりに磨く順序を決めることも重要です。

一方、ブラッシング中の出血や、そのおそれから、歯ブラシの使用が中止されてしまうことがあります。ブラッシングが中止されると、歯肉の炎症が悪化してより出血しやすくなるという「出血の悪循環」▶16ページが生じてしまいます。出血は歯ブラシの選択、手技の工夫で、ある程度は予防が可能です▶65ページ。

不潔域を理解しよう！

下の写真をみて、歯垢が残りやすい箇所がどこかわかりますか？

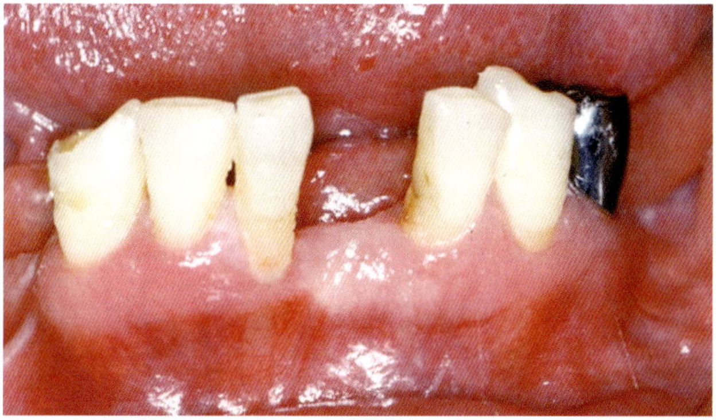

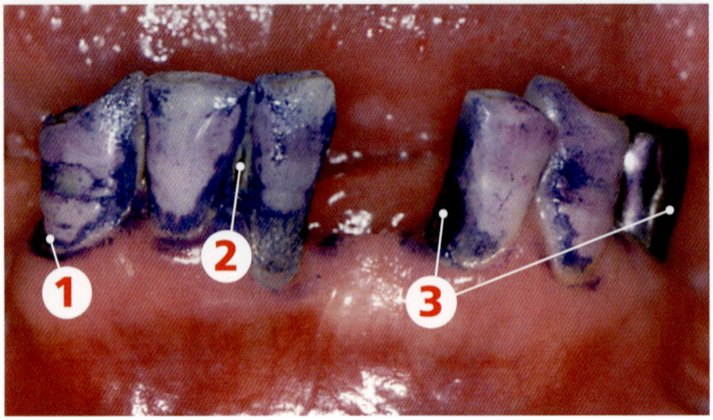

上の写真は、47 ページの口腔内に染色したものです。歯垢が残りやすいのは以下の 3 か所です。

1 **歯頸部**

歯と歯肉の境界部 ▶ **ワンタフトブラシが有効**

2 **歯間部**

歯と歯の間 ▶ **歯間ブラシ、デンタルフロスが有効**

3 **欠損隣接面**（および最後方歯遠心部）

欠損歯の隣接面 ▶ **外（頬）側と内（舌）側をブラッシングしますが、最後方歯遠心部とともにブラッシングを忘れやすい傾向があります。**
ワンタフトブラシの使用が有効です。

ブラッシングの基本手順

歯ブラシと補助清掃用具（歯間ブラシ、デンタルフロス、ワンタフトブラシなど）であれば、先に歯ブラシを使い、細かい部分のケアに用いる補助清掃用具を後で使います。

また、磨く順番は「奥から手前」「手前から奥」「一筆書きのように、上顎の外側を右から左へ、続いて上顎の内側を左から右へ」など、一定のルールをつくって磨くことで、磨き忘れが少なくなります。

歯ブラシの選択・使用法

歯ブラシの選び方

ヘッドが小さく、毛の硬くないものを選びましょう。出血しやすいときには「やわらかめ」で、毛の長い目のものを選びます ▶34ページ。電動歯ブラシ、音波歯ブラシも便利です。

歯ブラシの使い方

持ち方はペングリップ（鉛筆を持つように）とし、力が入りすぎないよう注意します。ブラシの当て方は、スクラビング法、バス法など各種の方法が紹介されていますが、それらにこだわらず、歯を1～2本ずつ磨くつもりで小刻みに「シャカ、シャカ、シャカ」と音が出る感じで動かします。

ブラシをあてる位置、強さを適切にできるならば、電動歯ブラシのほうがふつうの歯ブラシよりもスピーディーです。

歯ブラシの交換時期

毛先が開いたブラシは、コシがなくなっているため，歯垢の除去効率が著しく低下するので新品に交換しましょう（1か月が目安です）。これだけでも、ずいぶんと効率がアップします。

歯間ブラシ

歯周病がある程度進行して歯間部に空隙がある場合、その部分の清掃にもっとも有効です。歯間空隙の大きさに合わせてサイズを選択し、唇（頬）側と舌側の両方から通すことができればベストです（無理なら、通しやすい方向からだけでOK）。

ストレートタイプを折り曲げて使用する場合、ハンドルとワイヤーのつなぎ目より下で折り曲げます。つなぎ目で曲げると折れやすいため、注意します。アングルタイプが使いやすいでしょう。

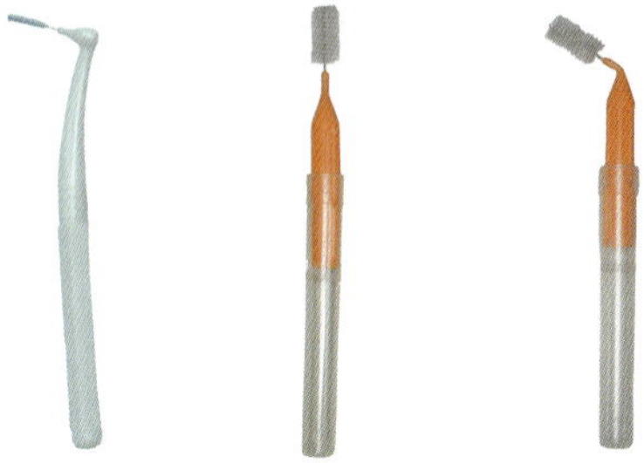

アングルタイプ　ストレートタイプ　ストレートタイプを折り曲げたもの

デンタルフロス（糸ようじ）

若年者で、歯間部に空隙のない場合の歯の隣接面の清掃に有効です。巻糸タイプよりもハンドル付きのほうが使いやすく、また、糸にワックス（ろう）をコーティングしてある製品のほうが滑りがよく、通しやすいです。

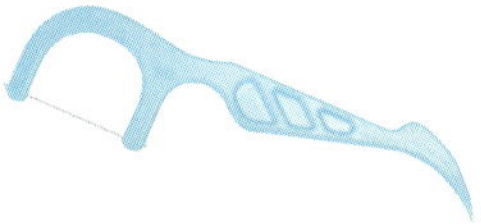

まず、唇（頬）側舌側方向に揺すりながら隣接面に通し、隣接するそれぞれの歯に沿わせて、歯肉を傷つけないよう注意しながら上下に使用します。フロスが切れる場合は、修復・補綴物の不適合やむし歯の存在が疑われます。

歯ブラシ（ワンタフトブラシ）

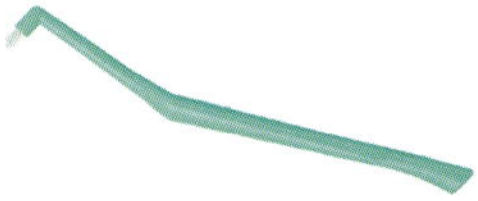

歯ブラシの先端部だけに植毛してあるブラシで、歯ブラシの毛先が届きにくい部位の清掃に有効です。仕上げみがき用として、あるいは歯肉から出血しやすい場合に、毛束の先端を歯と歯肉の境界部、歯間部にあてるように使うと、歯肉へのダメージを最小にして清掃できます▶65ページ。

歯磨剤

歯磨剤は、使用しなくてもケアを行うことは可能ですが、手洗い時の石けんと同様、補助的に使用したほうが洗浄力は大きくなり、きれいになりやすいです。

歯磨剤はペースト状歯磨剤と液体のデンタルリンスの2つが主流です。研磨剤、発泡剤を含むペースト状歯磨き剤のほうが洗浄効果は強力ですが、口の中に残ると乾燥の原因になるのが難点です。したがって、使用後に洗口や洗浄が難しいようであれば使用を控え、デンタルリンスを使用します。

ペースト状歯みがき剤には、薬用成分としてフッ素を含む製品が多く、フッ素はむし歯予防に有効ですので、むし歯のリスクが高い小児（乳歯および幼若永久歯）や高齢者（歯肉が退縮して露出した歯根面）に応用すべきと考えます。

デンタルリンスはアルコール無配合がベターです。しかし、アルコール無配合の製品は多くないので、塩化ベンザルコニウム（使用濃度≦0.025％を厳守！）水でも代用可能です。

研磨剤や発泡剤を含まないジェル状歯磨剤（リフレケアなど）もあります。

磨き方のポイント

- □ 不潔域（歯頸部、歯間部、欠損隣接面（および最後方歯遠心部））を意識
- □ 磨く順番にルールを作って磨き忘れを防ぐ
- □ 歯ブラシは早めに交換
- □ 歯磨剤は適応を考え、補助的に用いる

手順4 粘膜ケア（絶食中）

ケア手技　ケア用品　過剰なケア　絶食

経口摂取していない場合には歯磨きよりも粘膜ケアのウエイトが高くなります。摂食の際、食物と粘膜との摩擦によって新陳代謝で古くなった粘膜上皮が剥がれ、また刺激で分泌された唾液で口腔内が洗浄されます。ふだん私たちは無意識のうちに、食物や唾液と一緒に、古くなった粘膜上皮を飲み込んでいますが、絶食時には、この自浄作用が著明に低下するため、粘膜ケアが必要となるのです。

粘膜ケアグッズ

❶ディスポ製品

各種スポンジブラシ、綿棒（または綿球＋止血鉗子）、ガーゼ（または不織布）を指に巻いて使用します。

❷リユース可能な製品

くるリーナブラシ、モアブラシ（ともにオーラルケア社）、360度ブラシなどがあります。毛が細くソフトで、密なのが特徴です。

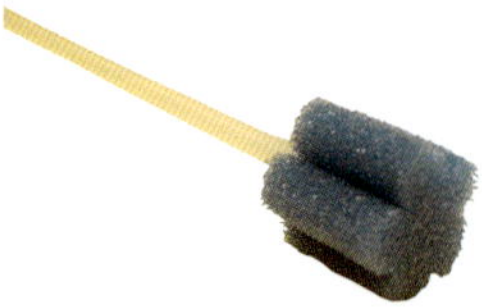
スポンジブラシ

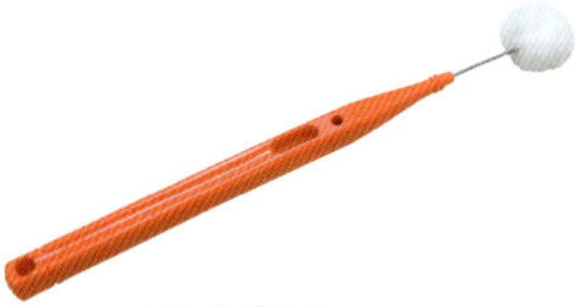
モアブラシ

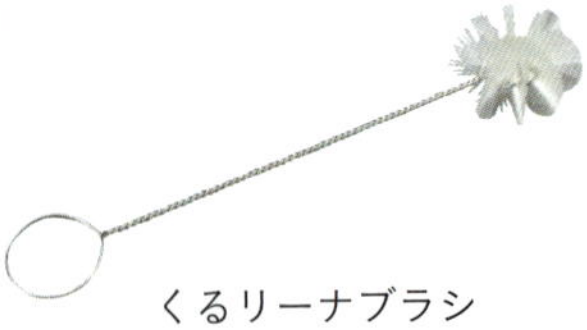
くるリーナブラシ

粘膜ケアは「軽く擦る程度」

舌苔に対しては、各種粘膜ケアグッズを用いて、軽く擦る程度で、剥がれてきたものを回収します。ブラッシングとは違い、ゴシゴシ強く擦ると粘膜を傷つけてしまう危険性があります。グッズの種類にはあまりこだわらず、使用しやすいものを選びましょう。

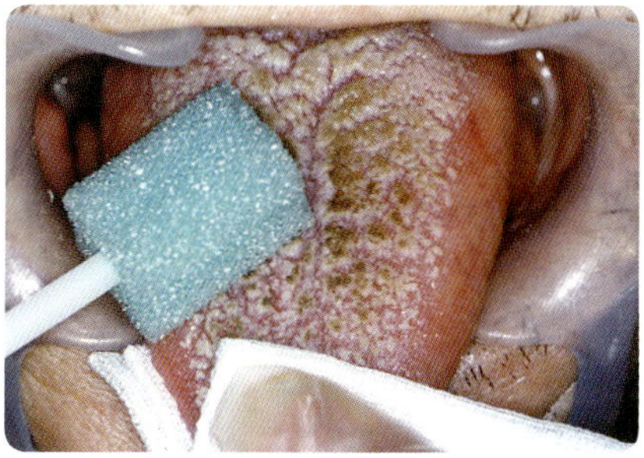
スポンジブラシで軽く擦る

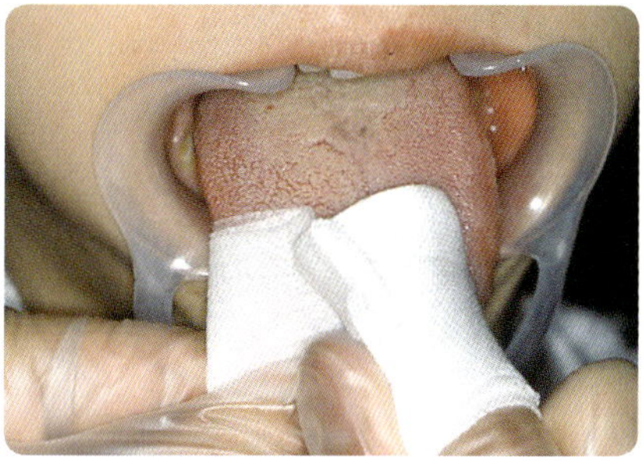
ガーゼ・不織布でも可

粘膜ケアのポイント

食物残渣や気道分泌物、凝血塊など、粘膜に付着した汚染物は除去しましょう。ただし、舌苔、痂皮（かさぶた）など、除去しにくい（できない）ものもあるので、一度に全部を除去しようとせず、少しずつケアしましょう。

口蓋粘膜は比較的丈夫ですが、舌や頬粘膜は弱いので、擦る回数は10～20回程度までに限定しておく方が無難です。

汚染物が強固に付着してそうなときには、粘膜ケアの前に、薬液類で浸軟させておくと、除去しやすくなります。

洗浄できない（しない）場合は、保湿前のラストステップとして、拡散した汚染物の回収を意識しましょう。

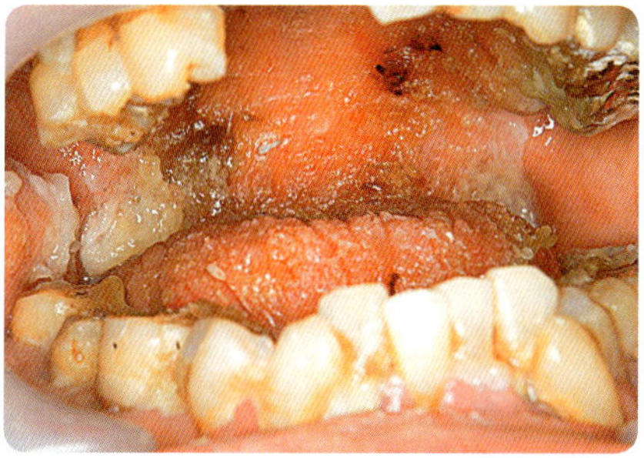
粘膜ケア前

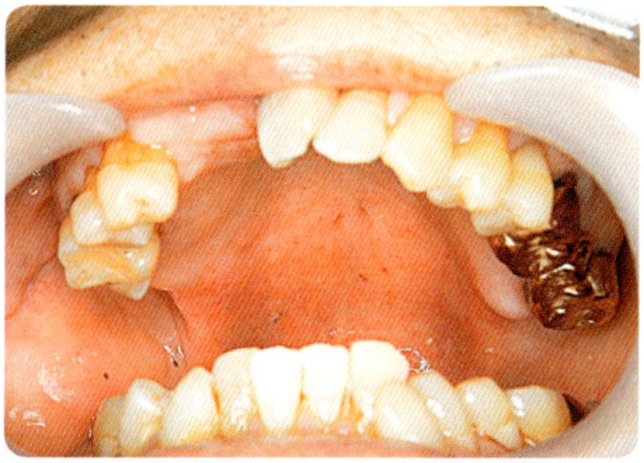
粘膜ケア後

粘膜ケアに有用な薬液類

デンタルリンス・洗口液

デンタルリンスや洗口液は、粘膜に固着した汚染物、痂皮、血餅などを浸軟させるのに有効です。ただし、アルコールを含む製品は、弱った粘膜に刺激となったり、乾燥を助長する可能性もあります。

塩化ベンザルコニウム

0.025%以下に希釈した塩化ベンザルコニウム（逆性石けん；界面活性作用で消毒効果を発揮する）は、デンタルリンスや洗口液の代用として使用可能です。ほぼ同じ性質を有するベンゼトニウム塩化物を主成分とするネオステリングリーンうがい薬0.2%（処方可能な含嗽薬）を使用してもよいでしょう。

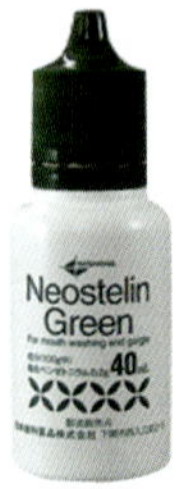

ネオステリングリーン
うがい薬0.2%

湿潤ジェル

デンタルリンスや洗口液と同様、粘膜を浸軟させるのに有効です。液体は浸透性はよいが、滞留性がよくないのに対し、ジェルは浸透性がよくないが、滞留性はよいのが特徴です。

粘膜への固着物の浸軟には、オリーブオイル、白ごま油などが使われることもあります。ベトつくため、使用は少量にとどめます。

生パイナップル

タンパク質分解酵素であるブロメライン（※）を含むため、舌苔の除去に使用されますが、筆者はあまりおすすめしていません。食品の応用は一般に安全と思われますが、粘膜に刺激を与える場合があるためです。

※ブロメライン軟膏もありますが、同様に粘膜面には、刺激を与える恐れもあり「慎重投与」とされています。

何より「食べること」が大切

経口摂取再開によって舌苔は自然と目立ちにくくなります。

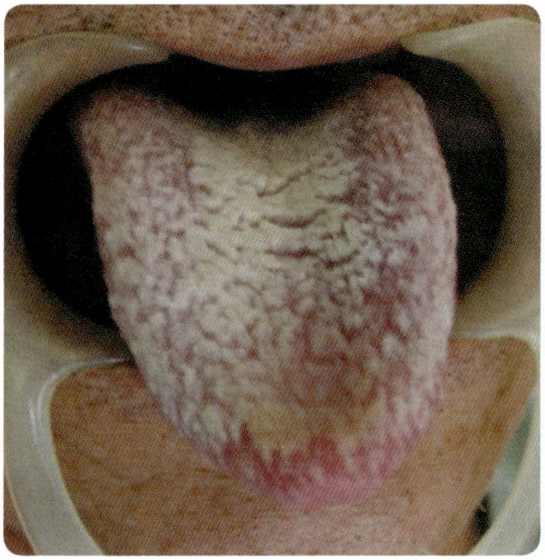

経口摂取再開前

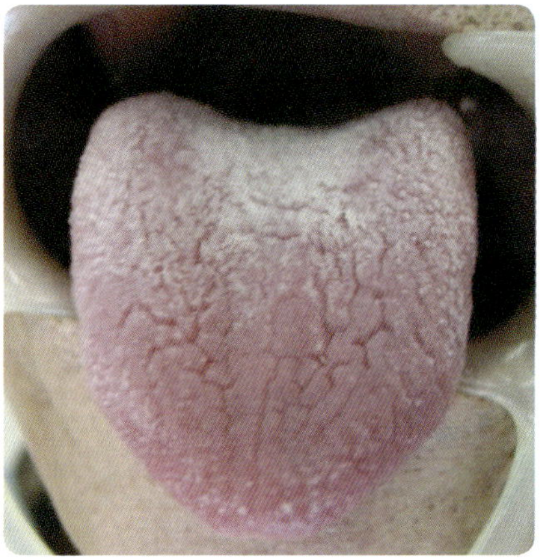

経口摂取再開後

手順5 汚染物の回収

ケア手技　ケア用品

通常、歯ブラシで歯面から剥がした歯垢中の菌の多くは、洗口で口腔から除去され、仮に残っていても、唾液や飲食物と一緒に嚥下されます。ところが、洗口できない、嚥下に問題がある状況では、歯面清掃後の菌は口腔内に散乱した状態となり、やがて咽頭方向へ流れ込み、その回収が容易ではありません。歯面から剥がれた菌が口腔・咽頭部に残ってしまった場合、それを誤嚥すると、せっかくの口腔ケア（ブラッシング）の意味がなくなってしまいますので、汚染物の回収が重要なポイントとなります。

汚染物回収は「洗浄」「吸引」「清拭」！

口腔内に残った汚染物の回収方法は、以下の4つです。

❶吸引のみ
❷スポンジブラシや綿棒などで清拭
❸吸引付きブラシで、清拭＋吸引（❶＋❷）
❹洗浄で剥離した汚染物を希釈して、吸引（❸）

これらを行ったうえで、以下の2つの方法を補助的に用いることができます。

❶消毒薬を併用（清拭や洗浄時）
❷抗菌性のある湿潤ジェル（リフレケアなど）を使用する

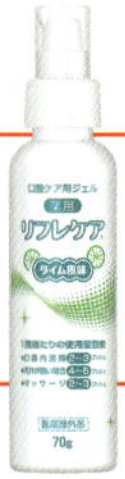

吸引可能な歯ブラシ類

吸引機能のついた歯ブラシ・スワブなど、各種のケア用品が発売されています。

❶ディスポ製品

吸引ブラシ（ニプロ社）、
吸引スワブ（ニプロ社）

❷リユース可能な製品

吸引ブラシ（オーラルケア社）、
吸引くるリーナブラシ（オーラルケア社）

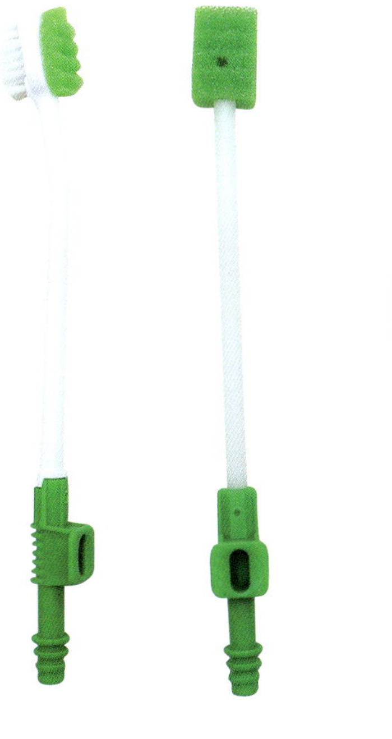

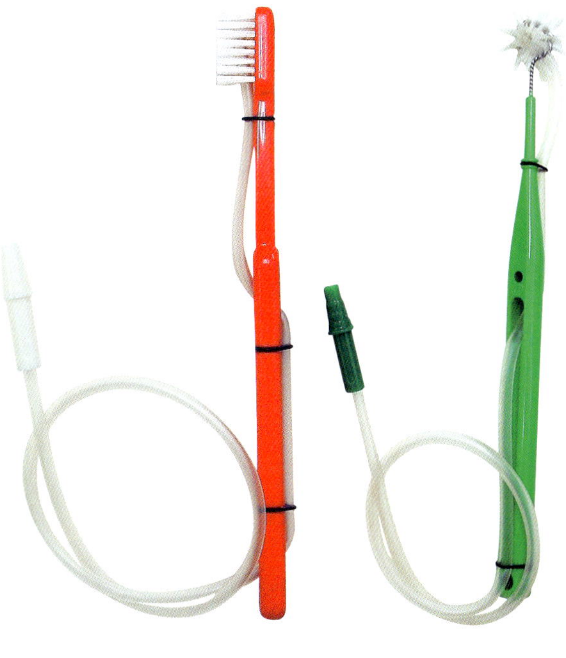

現状ではコストや廃棄物の問題などを考慮すると、リユース可能な製品の使用が一般的ですが、菌で汚染したブラシ類の再使用するリスクを考えると、クリティカルな場面では、今後はディスポ製品のニーズが高まることが予想されます。

ディスポーザブルの排唾管による吸引（汚染物の回収）

❶排唾管は有用！

- 自由な角度に屈曲可能であり、口角に引っかけておけば、ハンズフリーでケアを行うことができる
- コシがあるので、奥（咽頭部）まで吸引しやすい
- 片手で吸引できる
- 先端の形状が工夫されているので、持続的に吸引可能（粘膜で閉塞しにくい）
- 製品によってはネラトンカテーテルよりも安価

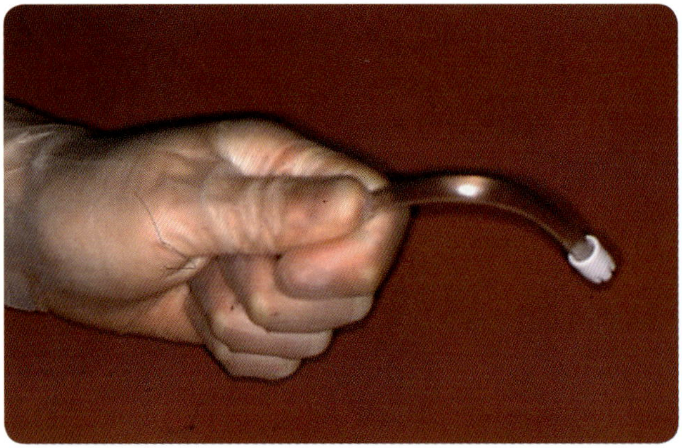

❷排唾管の先端は口峡部に

少し顔を右に向けた場合、右の口峡部（唾液や汚水が溜まりやすい部分）に排唾管の先端を置きます。左に顔を向けた場合は、左の口峡部に先端が届くようにかけましょう。

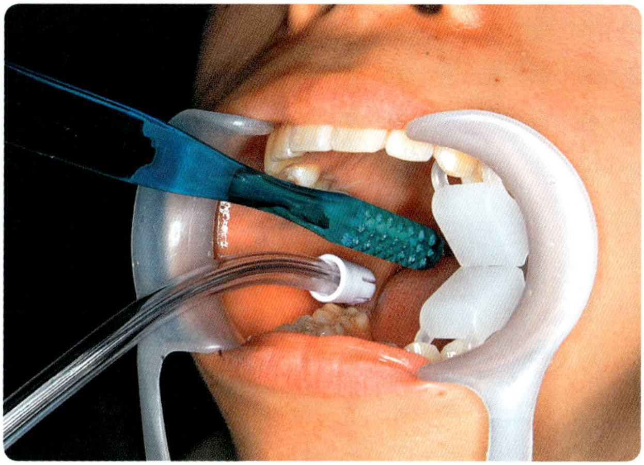

❸洗浄針と排唾管を連動させる

洗浄する場合には、洗浄用シリンジの先端に洗浄針をつけ、排唾管と洗浄針の先端とを連動させると、洗浄液を誤嚥させるリスクは非常に低くなります（水が自然に流れるよう、排唾管を洗浄針よりも奥で、低い位置になるようにするのがコツ）。

洗浄針を使えば、汚染物（歯面から遊離した歯垢など）の洗浄が的確にでき、水量を最小限にすることも可能です。

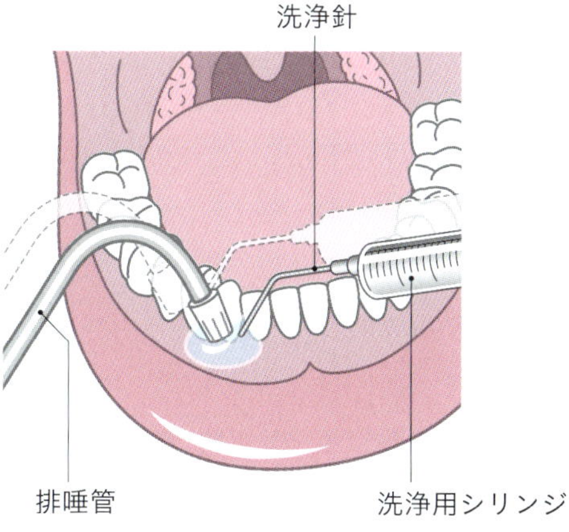

手順 6 保湿（蒸発予防）

ケア手技　ケア用品　口腔乾燥

口腔ケア後の保湿は、「次のケア」の労力を軽減するための重要なポイントとなります。

乾いたら負け！

せっかく口腔内を清潔にしても、乾燥してしまうと次のケアに時間がかかってしまいます。44ページでも解説したとおり、加湿（清拭やスプレー）＋蒸発予防（湿潤ジェルやマスク）を心がけましょう。経口挿管中の患者も、マスク装着によって蒸発・乾燥を予防することができます。

蒸発予防は湿潤ジェルとマスクで

リップクリームのような用途で口唇に白色ワセリンやアズノールの軟膏が使われることがありますが、口腔内の粘膜にはノリにくく、使用感がよくないのが難点です。市販の湿潤ジェル（オーラルバランス、リフレケア、コンクールマウスジェル、ビバ・ジェルエットなど）のほうが効果は持続します。ただし、湿潤ジェルは厚く塗ると硬くなりやすいため、薄く塗り広げて使用するのがポイントです。また、マスク（サージカルマスクよりもむしろガーゼマスクのほうが苦痛が少ない）は、閉口困難患者（経口気管挿管中など）の蒸発予防に非常に有用です。

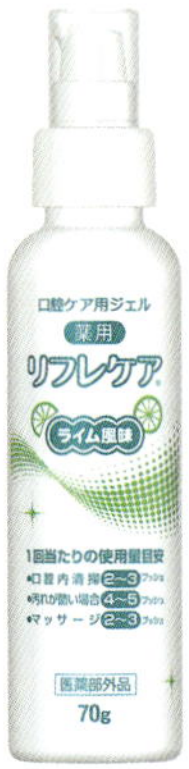

リフレケア
（イーエヌ大塚製薬株式会社）

困ったときのトラブル対応

1　口が開かない、口を開いてくれない

ケア手技　ケア用品

口腔ケアを行おうとしたが、口が開かない、あるいはケアを拒否されるというのも、よくある悩みです。この悩みは大まかに、

a. **真の開口障害**（開口制限）
b. **拒否**
c. **非協力**

の３つに分類できます。それぞれの対応も含め、簡単に解説します。

a. 真の開口障害（開口制限）

患者自身に開口する意思があったとしても十分に開口しない場合です。関節性（顎関節症や関節リウマチ）、炎症性（顎炎）、外傷性（顎関節突起部骨折、頬骨弓陥没骨折）、腫瘍性（顎関節およびその周辺に生じた腫瘍による運動制限）、筋性（筋肉の疼痛に起因するもの）、神経（けいれん）性（破傷風、脳性麻痺、ヒステリー、てんかんなど）、瘢痕性（外傷や炎症、手術、放射線などに起因するもの）などがあります。

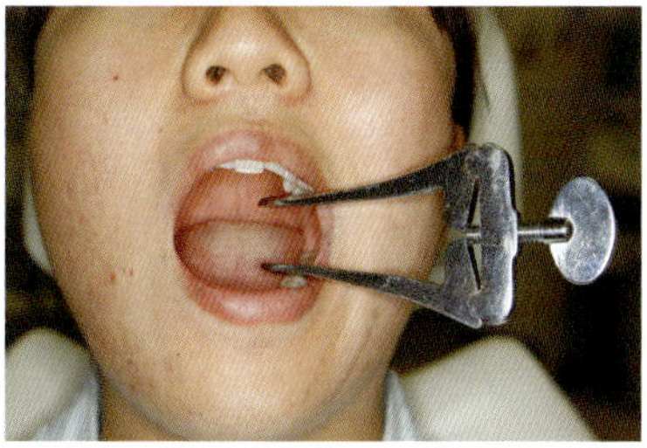
開口器を用いた開口訓練

原因が何であれ、関節を動かさないと約４日で拘縮が始まり、３週間で拘縮に

よる可動性の制限が顕著になります。できるだけ原因を究明して、その解決法を模索するとともに、対症療法として徒手的、あるいは開口器を用いて開口訓練を実施します。

b. 拒否

不穏、せん妄、認知症などで、口腔ケアを含めたあらゆるケア・処置の実施が困難な場合もあれば、口腔や気管の吸引、ブラッシングなど、口腔ケアに関連した行為のみをいやがる場合があります。

前者については、口腔ケア以前の問題です。後者に関しては、口腔ケアの際に生じる苦痛のために拒否されているケースが多くを占めますので、ケア方法の再検討が必要ではないでしょうか。

例えば乾燥した口の中にいきなりケアグッズを入れた、歯ブラシなどが小帯（口唇・頰粘膜や舌と、歯肉のつながっている部分）にあたっている、吸引が苦しいなど、苦痛の原因はさまざまです。

意思の疎通が可能な場合で、明確に拒否（口のなかを見られるのが恥ずかしい、というような場合も含め）されることもあるようです。

こうした場合は、いきなり口腔ケアを行おうとせず、リラクセーションを目的として、口腔周囲を中心とした顔面マッサージ（**図表1**）を実施します。

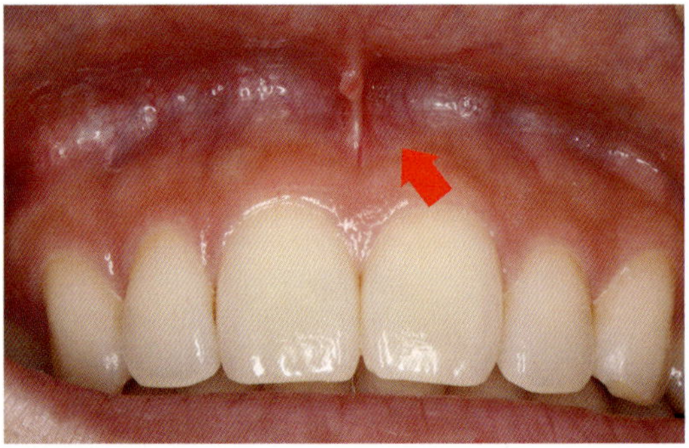

上唇小帯

図表 1　顔面マッサージ

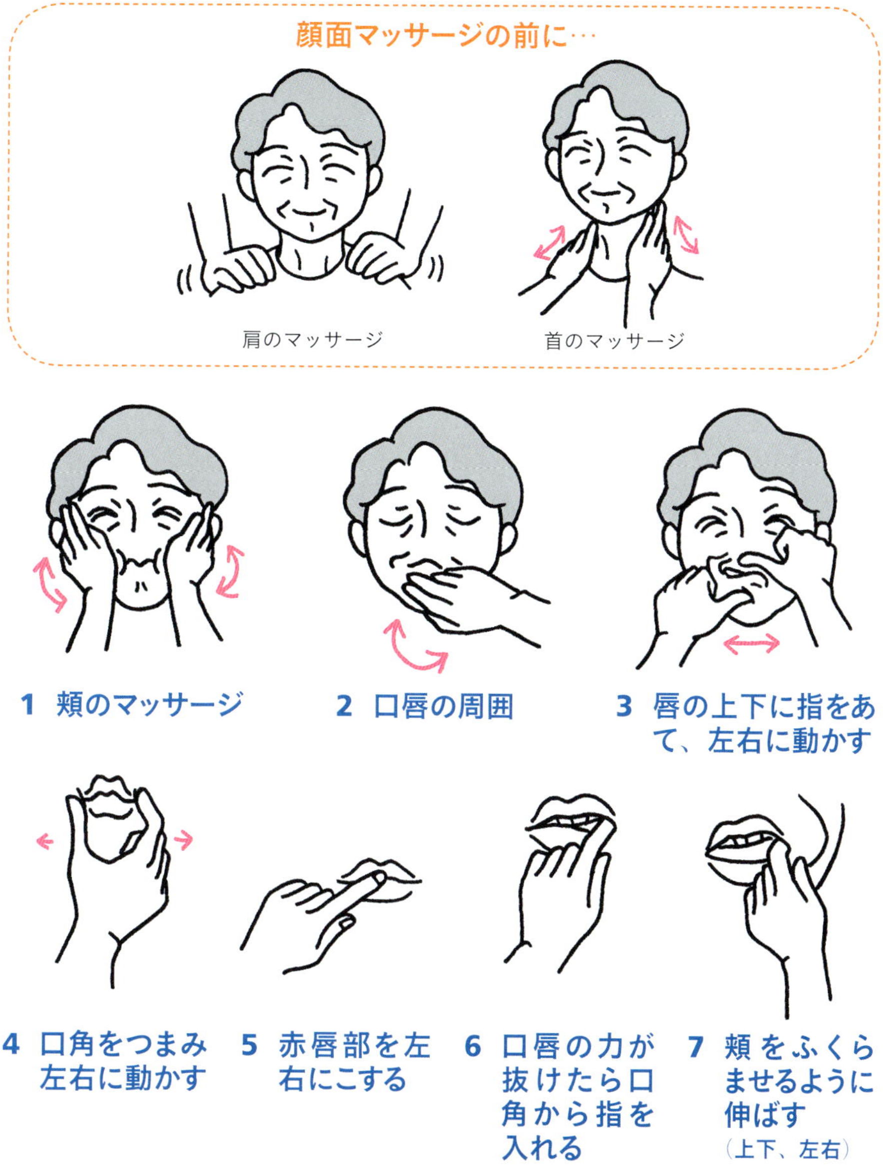
顔面マッサージの前に…
肩のマッサージ
首のマッサージ
1 頬のマッサージ
2 口唇の周囲
3 唇の上下に指をあて、左右に動かす
4 口角をつまみ左右に動かす
5 赤唇部を左右にこする
6 口唇の力が抜けたら口角から指を入れる
7 頬をふくらませるように伸ばす（上下、左右）

そして、欲張らず、歯列の外側（口唇や頬のストレッチや口腔前庭の清拭、頬側歯面のブラッシングなど）の、できるところだけでもケアします。「気持ちよい」と感じてもらえれば､それだけですぐに開口してくれることも多くあります。

c. 非協力

明確に拒否するわけではありませんが、開口などに対して、十分に協力してもらえない状況です。意識障害、鎮静などによって従命困難な状況がこれにあたります。ケアを行うことは容易ではありませんが、実施自体は不可能ではありませんので、誤嚥させないように注意しつつ、実施します。

また、脳血管障害や認知症の方の場合、原始反射として咬反射の出現を認めることもあります。この場合には、K ポイントの刺激（**図表 2**）やバイトブロック ▶43 ページ を適切に使用することで対応します。

図表 2　K ポイントの圧迫
K ポイントの圧迫で開口を維持できることがある

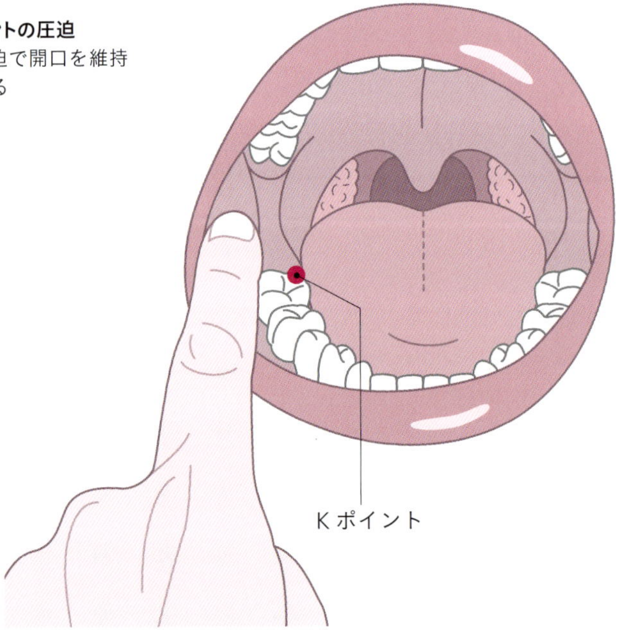

2 出血しやすい

ケア手技　出血　リスクマネジメント

出血しやすい場合のブラッシング

出血は歯肉からするのであって、決して歯から出血することはありません。出血が見られたり、歯肉が腫脹し、出血の危険性が高い際には、ワンタフトブラシ ▶50ページ で注意深く、できるだけ歯肉を刺激しないよう清掃します。歯面に付着した歯垢のなかでも、特に歯肉に接したものを取ることを目標にします。

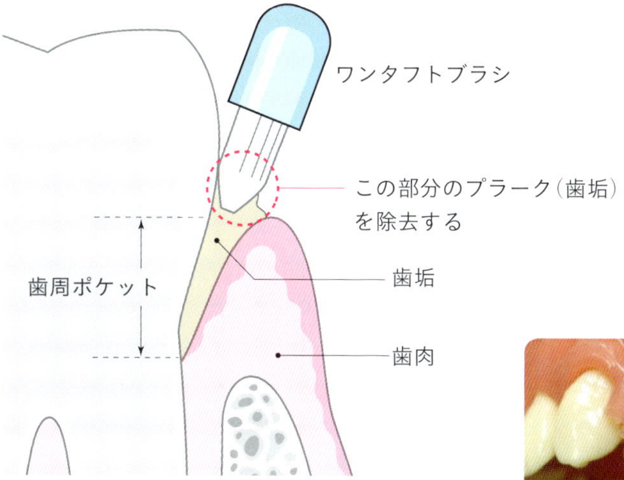

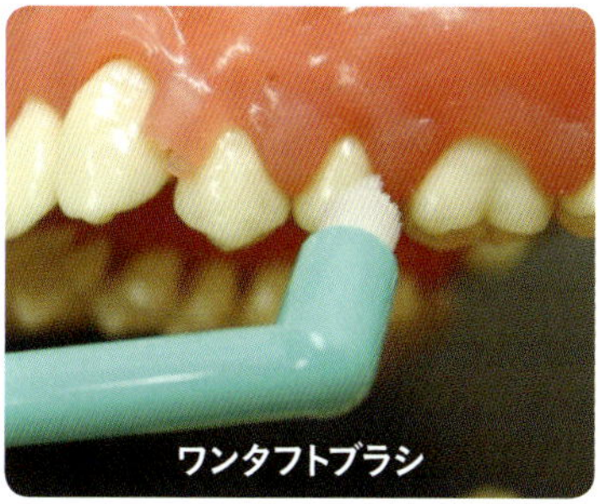

出血が生じやすい場合、以下のような対応法があります。

- **指を添えて磨く**
- **毛先を少し歯冠方向へ**
- **軟毛ブラシを使う**
  （ただし、動物毛の歯ブラシは衛生面でおすすめしません）

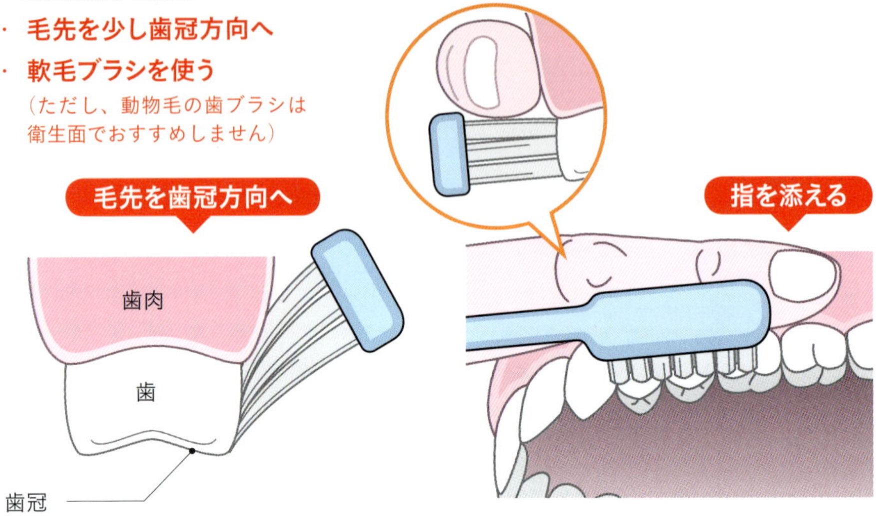

血小板の減少と歯肉出血

血小板が減少すると歯肉出血を生じやすいのは間違いありませんが、一概に「何万以下なら歯磨きは禁止」と言うことはできません。血小板数が1～2万でも、プラークコントロールが良好であれば歯みがき時に出血しないことは珍しくありません。逆にプラークコントロールが不良で歯周病のある患者では、血小板数が7～8万を下回ってくると出血しやすくなる傾向があります。

もし「何万以下なら歯磨きは禁止」といった院内のルールがあるようなら、見直しが必要ではないでしょうか。他に大きな合併症・併用薬剤などがあれば話は別ですが、血小板数が4～5万以上あれば、ブラッシングによって多少出血しても止血困難となることはまずありません。安易にブラッシングを中止すべきではありません。

菌血症はこわいけど……

出血をおそれる理由として、止血困難となること以上に、菌血症のリスクをあげる方がいます。確かに菌血症はできるだけ避けたいところですが、菌血症は「ガムを噛む」といった日常的な行為でも発生することが知られています。

「ガムを噛む」というような一見「非侵襲的な」行為で菌血症が生じるのは、歯周炎の病巣に「咬合圧」が加わることで、病巣中の菌が血管内に流入することによります。また、出血の自覚は明らかではなくても潰瘍性口内炎（アフタや、抗癌剤・放射線治療の副作用で生じる口腔粘膜炎など）の部分から菌血症を生じる可能性はあります。歯科的処置では、抜歯時はもちろん、歯石除去などの処置の際も高リスクと考えられます。歯肉や骨から出血を生じる行為であれば、菌血症を生じる可能性があります。したがって、菌血症をおそれて歯みがきを制限したとしても、「出血の悪循環」▶16ページに陥るため、歯肉の炎症が悪化し、必ずしも菌血症が生じるリスクは下がらないというわけです。むしろ、ブラッシングの中止で口腔内の菌量が増大すれば、菌血症のリスクは高まることも考えられます。

3 乾燥が強い

口腔乾燥　アセスメント

口腔ケアは「乾いたら負け」▶60ページと書きましたが、どうしても口腔乾燥が強くなってしまう患者さんがいます。

口腔乾燥の原因と対策

口腔乾燥への対策を考えるために原因を整理します。実にさまざまな原因がありますが、まずは大きく、「唾液の分泌減少によるもの」「分泌減少の有無を問わず、蒸発によるもの」「唾液の分布異常」に分類できます（**図表3**）。

唾液分泌の減少は、さらに唾液腺の機能低下の有無によって分類できます。唾液腺の機能が正常であれば、原因の除去で改善が見込めます。なかでも「脱水」を補正することは基本ではありますがとても大切であり、脱水が改善されないと口腔乾燥も是正されません。

「心臓への負担を少なくするために輸液量を少な目にキープ」という患者は多くいますが、脱水状態では唾液腺で唾液がつくられず、口腔乾燥を来してしまいます。

唾液を分泌させる最高の刺激は食物の咀嚼です。絶食状態や歯や義歯の不調で噛みづらいという状況も、唾液の分泌を減少させます。嚥下障害や消化器外科の術後で絶食中であっても、ガムやガーゼなどを噛むといった咀嚼刺激で唾液を出すことは非常に有意義だと思います。

一方、唾液腺の放射線障害やシェーグレン症候群（SJS）といった原因による唾液腺機能の低下を改善させるのは一般に難しいと考えられています。残存している唾液腺の機能をムチ打つ唾液分泌促進薬として、サリグレン／エボザック（セビメリン）、サラジェン（ピロカルピン）など、ムスカリン受容体を刺激する薬剤があります。しかし、障害が高度であれば効果は期待できません。

薬剤の副作用による唾液分泌抑制であるとわかっていても、薬剤の変更は容易でないことが多いです。

口腔乾燥に対して漢方薬が有効な場合があります。本来は漢方医学的診断による「証」の判断に基づいて処方すべきですが、「白虎加人参湯」はビギナーにも使用しやすい漢方薬です。

上記のような原因別の対策および唾液分泌の促進を期待した投薬とは別に、44〜46ページで紹介したような保湿ケア（加湿＋蒸発予防）を対症療法として行うことも重要です。

図表3　口腔乾燥症の原因

唾液分泌の減少

唾液腺の機能は正常

- 絶食：静脈栄養、経管栄養
- 咀嚼障害：歯痛、義歯不適合など
- 脱水：下痢、嘔吐、発熱、高血糖など
- 薬剤の副作用

唾液腺の機能低下

- 頭頸部癌放射線治療
- 自己免疫疾患（SJS）
- 炎症、腫瘍
- 加齢

乾燥を助長

- 口呼吸（鼻閉）、開口状態（蒸発しやすい経口挿管中など）
- 発熱
- 低湿度環境

唾液分布異常

- 攪拌力低下
- 保水困難：糸状乳頭消失（平滑舌）

コラム

ドライマウスは刺激時唾液だけでは判断できない

ドライマウスの原因疾患として思い浮かぶのはシェーグレン症候群ですが、これに限らず、唾液腺機能を評価する場合、ガムテストやサクソンテスト（乾燥したガーゼを使用）が行われます。これは､「噛む」という刺激によって分泌される唾液（刺激時唾液）の量を測定するテストです（**図表4**）。

では、刺激時唾液量が正常であればドライマウスを否定できるかというと答えはNOです。「口が乾くので内科を受診したけれども『ガムテストで正常なので問題ない』と言われました」という患者さんがときどきいますが、こうした場合、次の点をチェックする必要があります。

❶安静時唾液量を検査し、唾液の分泌低下がないか
❷鼻閉などによる口呼吸の結果、水分の蒸発による乾燥が助長されていないか
❸舌乳頭が萎縮した平滑舌（貧血に伴って出現することがある）によって舌背での保水が困難となっていないか
❹唾液の攪拌力の低下がないか（口底には唾液があるが、舌の運動制限などによって唾液をうまく口腔全体に拡散できない）

刺激時唾液量の分泌が正常でも、安静時唾液量が低下していることは珍しくありません。抗うつ薬、利尿

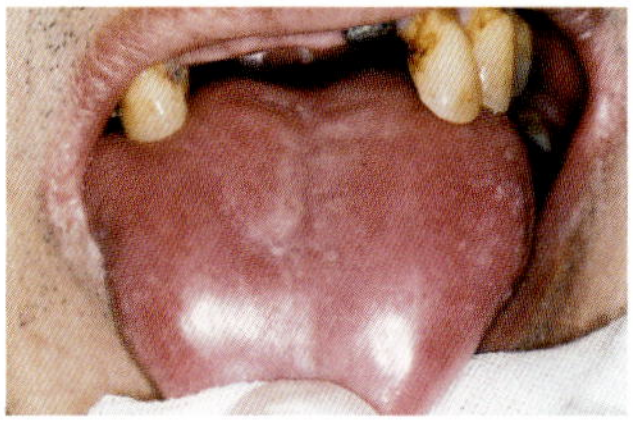

平滑舌

薬、抗パーキンソン薬など、唾液分泌を抑制する薬剤を列挙するとキリがありませんが、薬剤の副作用や加齢による唾液分泌の低下においては、刺激時は正常でも安静時に唾液量が低下しているパターンは珍しくありません。乾燥という自覚症状には、刺激時よりも安静時唾液量が関連しているのです。

図表 4　唾液分泌量検査

検査	唾液分泌量		
	刺激時		安静時
目的	刺激時の分泌能を評価		安静時の分泌能を評価
内容	ガムテスト	サクソンテスト	安静状態で 10 分間に口腔内に溜まった唾液をコップやロートに出し、泡を除いた量を測定
	ガムを 10 分間噛み、分泌された唾液をコップに集め測定	予め重量を測定したガーゼを 2 分間噛み，前後の重量差で分泌量を測定	
異常値	10m /10 分以下	2g/2 分以下	1m /10 分以下

安静時唾液分泌量の検査は，着席し咀嚼せずに安静な状態で実施します。検査中は音楽を聴いたり、本を読むなどの「刺激」となりうるものをできるだけ避けるよう配慮します。刺激によって唾液の分泌が促進されるため、「安静時ではどれくらい分泌されるか」がわからなくなるためです。
〔岸本裕充：日常診療の質を高める口腔の知識（2）口腔乾燥，medicina, 44(2), 387, 2007 より〕

4 口内炎がある

口内炎　アセスメント

口内炎のために口腔ケアに難渋するという悩みを聞くことがあります。注意していただきたいのは、口の中に発赤や疼痛などの「炎症症状」があるからといって何でもかんでも「口内炎」と判断し、ステロイド軟膏が処方されているケースです。他の皮膚疾患と同様、原因を特定しないと、正しい対応を行うことはできません。

アフタ性口内炎への対応は対症療法

口内炎のなかでもっとも頻度が高いのは「慢性再発性アフタ」や「アフタ性口内炎」と呼ばれる、「周囲に紅暈を伴い、表面が白い偽膜に覆われた有痛性の小潰瘍」でしょう（**図表 5**）。

「ストレスや睡眠不足」を契機に潜伏しているウイルスが再活性化するために生じる、という説もありますが、現在のところ、病変部でのウイルスの存在は確認されていません。

原因がはっきりしないため、アフタ性口内炎には確実な対応策はありません。よく処方されるビタミンB製剤には、たしかに口内炎の適応がありますが、食事からの摂取不足が疑われるような病態でなければ、あまり効果がありません。

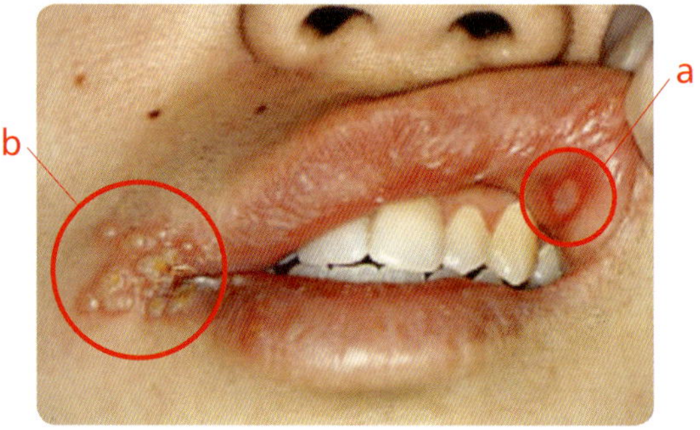

図表 5　アフタ性口内炎
慢性再発性アフタ（a）と口唇ヘルペス（b）

通常は 1 週間前後で自然治癒しますので、「接触痛が強い場合のみ対症療法を行う」が、対応の基本です。オルテクサーなどステロイドを含有する軟膏や、「貼付剤」（アフタッチ、ワプロン）はアフタの接触痛の緩和に有効です。しかし、これらは必ずしも潰瘍という病態の治癒を促進するわけではありません。逆に、ステロイドの使用によって常在菌叢の均衡が破れて菌交代症が生じ、副作用としての口腔カンジダ症を生じる可能性もあります（喘息の吸入ステロイドでもときどき見られる副作用です）。

貼付剤は接触による刺激を物理的に遮断できることと、使用する回数を処方時の個数で制限できるのが利点です。

褥瘡性潰瘍

臨床的に遭遇するのは、義歯が粘膜に強く接触したことによって生じた潰瘍です（**図表 6**）。ほかに不適合冠や歯ならびの悪い歯（転位歯）う蝕などによる歯の鋭端部が粘膜に擦れて生じることもあります。

これは文字どおり「褥瘡」ですので「物理的障害の除去」（義歯を外す、歯の鋭端を歯科的に丸めるなど）が行われないと、治りにくいです。原因となりそうな物理的障害を除去して、改善するかを観察します。これは、初期癌との鑑別においても非常に大切です。原因を除去しても 2〜3 週間以上改善を認めない場合には、悪性を疑って生検を検討します。

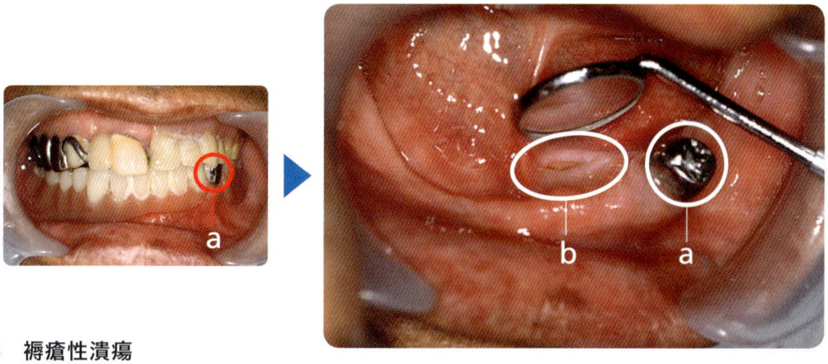

図表 6　褥瘡性潰瘍
a の金属冠以外はすべて部分床義歯で、b の部分に褥瘡性潰瘍を生じている。

ウイルス性口内炎

小児のヘルパンギーナやヘルペス性歯肉口内炎などに代表されるウイルスによる口内炎の特徴は、再発性アフタと比較して直径が小さく（2mm前後）、密集して生じ、さらに潰瘍に先行して水疱形成を認めることです（**図表7**）。口唇ヘルペスも同じです。がん治療などで感染防御能の低下した成人に生じることもあります。病変が癒合してしまうと視診による診断が難しくなりますが、先行する水疱形成を自覚している患者は意外に多いので必ず病歴を聞くようにします。

治療にステロイドは禁忌で、病期が早ければ抗ウイルス薬（軟膏、内服、注射）の適用を検討します。

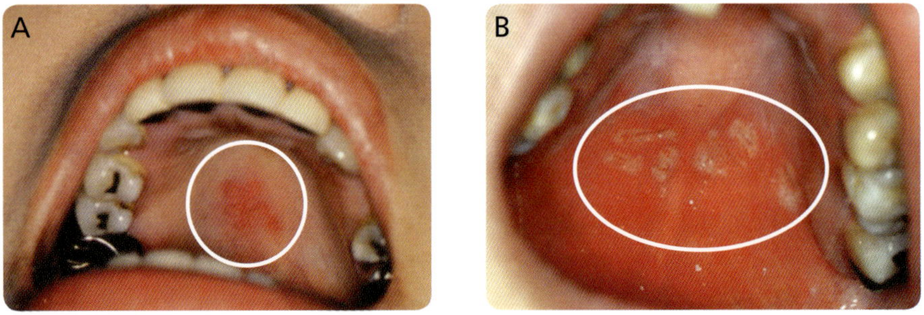

図表7　ウイルス性口内炎
Aは水疱が破れた直後で小さい潰瘍が形成されている。Bは小さな潰瘍が癒合しつつある。

カンジダ性口内炎

典型的な病態は、抗菌薬の使用による菌交代現象として生じる「急性偽膜性カンジダ」で、擦ると剥がれる小さな白斑の多発が特徴です（**図表8**）。この白くなるカンジダは誤診されにくいのですが、白くならない「慢性萎縮性（または紅斑性）カンジダ」は、誤診されやすく注意が必要です。

義歯の床の素材であるレジン（≒樹脂の一種）表面にはカンジダが付着しや

すく、「義歯性口内炎」を生じることがあります（**図表 9**）。これは義歯との接触面に一致して粘膜が赤くなるのが特徴で、代表的な「慢性萎縮性（紅斑性）カンジダ」です。なお、「義歯性口内炎」は、義歯の一部が粘膜に強く接触してできる「褥瘡性潰瘍」（**図表 6**）とはまったく別物です。また、高齢者の「口角炎」の多くも「慢性萎縮性（紅斑性）カンジダ」です。

「義歯性口内炎」も「口角炎」も真菌であるカンジダが原因であるにもかかわらず、臨床ではしばしばステロイド含有軟膏（デキサルチンやオルテクサーなど）が処方されています。これは逆効果で、感染を悪化させる可能性があります。イソジンガーグルや含嗽用ハチアズレ（カンジダは酸性環境で増殖しやすいので、重曹を含む含嗽用ハチアズレで弱アルカリ性に向けることは有効とされる）での洗口など、口腔衛生状態を高めると改善しますが、重症、難治例には抗真菌薬のフロリードゲル、ファンギゾンシロップ、イトリゾール内用液などを投与します。

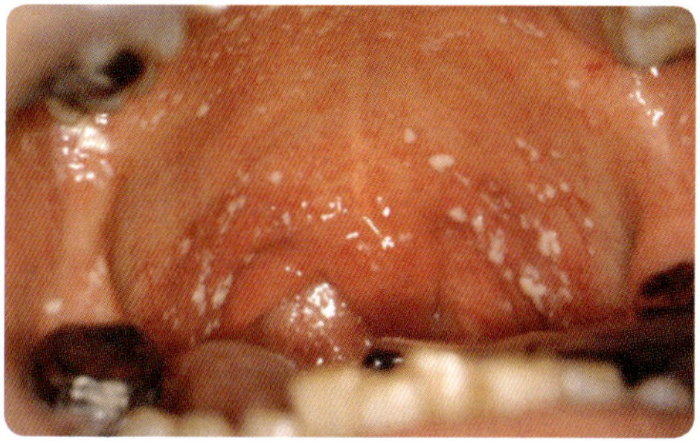

図表 8　急性偽膜性カンジダ
擦るとはがれる小さな白斑が多発している。

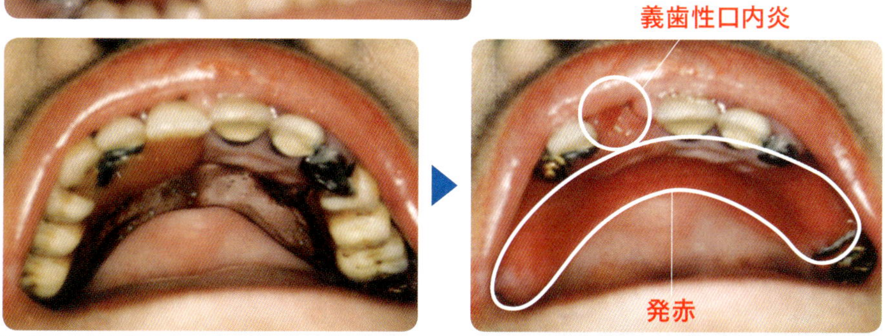

図表 9　慢性萎縮性カンジダ
義歯との接触面に生じたカンジダによる義歯性口内炎。

乾燥させないことも大切

口腔乾燥

遭遇する頻度の高い口内炎は以上ですが、正しい鑑別を行えば、ステロイドの出番はそれほど多くないことがおわかりいただけたと思います。なお、「唾液の不足、口腔の乾燥」「口腔内の不衛生」は、いずれの口内炎に対しても2次感染を生じ、症状を悪化させる原因となります。

口内炎への対応まとめ

アフタ性口内炎	▶	通常は1週間ほどで自然治癒。痛みが強い場合は対症療法（ステロイド、アフタッチなど）
褥瘡性潰瘍	▶	物理的刺激の除去
ウイルス性口内炎	▶	抗ウイルス薬（ステロイドは禁忌）
カンジダ性口内炎	▶	イソジンガーグル、ハチアズレなどで口腔衛生状態を高める。抗真菌薬（ステロイドは禁忌）

5 誤嚥がこわくて洗浄できない

ケア手技 リスクマネジメント

洗浄できないときは「吸引しながらケア」

皆さん自身が「歯磨きした後のブクブク洗口禁止」と言われたら、すっきりせず、気持ち悪いですよね。粘膜などに付着している汚染物を洗い流し、汚染物を希釈し、これを液体と一緒に吸引で回収するケアである「洗浄・吸引」は、洗口できない患者への代替ケアとして安全に実施できるのであれば、きわめて有効な口腔ケア手技です。

しかし「誤嚥させてしまいそう」という不安がある時は、安易に洗浄すべきではありません。体位 ▶36ページ や洗浄・吸引方法 ▶56ページ の工夫で誤嚥を少なくすることは可能ですが、それなりの技術を必要とすることから、リスクを考慮して「洗浄しない」というのも選択肢の1つです。

ただ、そのときに「洗浄」という手順だけをスキップしたのでは、清浄度が低下してしまいます。吸引ブラシ、吸引スワブ ▶57ページ を使用して、歯垢や粘膜に付着した汚染物を「吸引しながらケア」する、抗菌作用のある洗口液や湿潤ジェルを併用する ▶54ページ といった対応を検討する必要があります。これらは、洗浄による汚染物の希釈や回収効果を補う意味で重要です。

6 気管チューブが邪魔

ケア手技

ケアできない部分には目をつむる

気管チューブが経口的に挿管されていると、口腔ケアをするときに邪魔になります。事故抜管のリスクもあります。チューブの圧迫による褥瘡性潰瘍の予防のために、口腔ケアのたびにチューブの位置を移動させている施設もありますが、チューブを固定するテープによる皮膚の損傷を考慮して、「チューブの位置移動は1日1回」という施設が多いようです。

この場合、チューブを移動させる際には看護師2人で、1人がチューブを確実に保持したうえで、口腔全体を2人でアセスメントし、歯磨きも含めたケアを実施します。それ以外は、チューブを固定したままですので、チューブが邪魔でケアを実施しにくい部分が生じますが、そこは目をつむり、保湿を意識した粘膜清拭と吸引を中心とした口腔ケアを行います。これなら看護師1名でも十分実施可能です。

チューブの固定方法には、各施設のポリシーがあるようですが、口腔ケアを実施しやすく比較的固定性にも優れる、という点で、上顎正中付近での固定がよいと思います。

7 口臭が強い

口臭　アセスメント

口臭の原因をアセスメントする

口臭の原因は実にさまざまです（**図表 10**）。看護師による口腔ケアを必要とする患者で口臭を認めるときには、①食物残渣や歯垢の除去が不十分、②口腔乾燥が強い、③治療の必要なう蝕や歯周病が放置されている、のいずれか、もしくはすべてが当てはまることも珍しくありません。①と②は、口腔ケアでの解決が可能ですので、「口腔ケアをがんばっているのに口臭が改善しない」という場合には、③の存在を考慮する必要があり、歯科専門家への相談が必要です。

③に関連して、歯肉からの出血を伴うときにも口臭は生じやすく、また、頻度は高くないですが、粘膜の壊死（粘膜の炎症や口腔がんの存在など）の可能性も考慮しておきましょう。

図表 10　口臭の原因

1
食物残渣や歯垢の除去が不十分
2
口腔乾燥が強い
3
治療の必要なう蝕や歯周病が放置されている

第3章

全身状態と口腔ケア

患者の全身状態によって、求められる口腔ケアのレベルは大きく異なります。限られたマンパワーのなかで効果的な口腔ケアを行うためには、全身状態を見極め、効果が期待できる患者に適切なケアを提供することが大切です。

1. 誤嚥性肺炎

兵庫医科大学病院 歯科口腔外科
幡中美沙子、木﨑久美子、岸本裕充

**「口腔ケアは誤嚥性肺炎の予防に有効」とされています。
むし歯や歯周病対策も含めれば口腔ケアが不要な患者はいませんが、
「誤嚥性肺炎の予防」に焦点をあて、限られた時間・マンパワーを有効に
活用したケアを行うためには、
誤嚥性肺炎の基本的な知識を踏まえたアセスメントが大切です。**

誤嚥の基礎知識

誤嚥　アセスメント

不顕性誤嚥に注意！

誤嚥（アスピレーション）は、その「量」と誤嚥に伴う「症状」から分類することができます。「量」が多い場合は「マクロアスピレーション」、微量の場合は「マイクロアスピレーション」とされます。「症状」とは、誤嚥によるむせ・咳の有無です。近年、唾液や逆流した胃液などを少量ずつ誤嚥しているにもかかわらず、むせなどの症状がない不顕性誤嚥（サイレントアスピレーション）の存在が知られるようになってきました。

マクロの誤嚥では通常、飲食物の誤嚥や、胃内容物の嘔吐に伴う誤嚥のように、エピソードが明らかです。一方、マイクロアスピレーションでは、少量の唾液などを飲み込み、かつ、むせなどの症状がない不顕性誤嚥が見落とされがちであり、注意が必要です（**図表 1**）。

図表 2 は、誤嚥もしくは誤嚥性肺炎が疑われる所見をまとめたものです。明らかなエピソードがなくても、これらの症状がみられた場合には、不顕性誤嚥を含めた誤嚥がないか、確認しましょう。

図表 1　誤嚥（アスピレーション）の分類

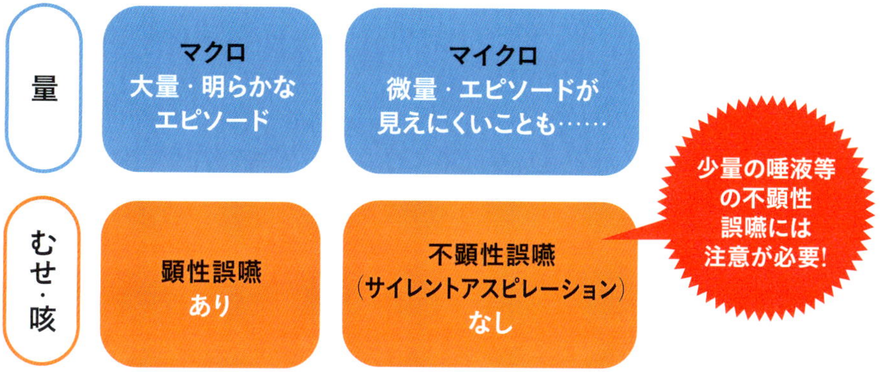
量
マクロ
大量・明らかな
エピソード
マイクロ
微量・エピソードが
見えにくいことも……
むせ・咳
顕性誤嚥
あり
不顕性誤嚥
（サイレントアスピレーション）
なし
少量の唾液等
の不顕性
誤嚥には
注意が必要!

図表 2　誤嚥・誤嚥性肺炎が疑われる所見

- ■ 肺炎（発熱）を繰り返している
- ■ 何となく元気がない
- ■ 脱水・低栄養（体重の減少）
- ■ 食欲がない・拒食
- ■ 食事に時間がかかるようになった（1 時間以上）
- ■ 口腔内に食物が残っている
- ■ 食事中・食後にむせ・咳が多い
- ■ 食後に嗄声（させい）がある
- ■ 夜間に咳き込む

咳反射・嚥下反射の低下が不顕性誤嚥の原因

誤嚥を起こしているにもかかわらず無症状なのは、なんらかの理由による「咳反射の低下」があるからです。また、咳反射の低下を認める患者では、「嚥下反射の低下」も伴っている場合が多いです。嚥下反射によって、咽頭部に唾液が溜まると無意識のうちに嚥下運動が生じます。咳反射・嚥下反射が低下していると、不顕性誤嚥のリスクが高まります。

鎮静下や意識レベルの低下がみられる患者では当然、咳反射・嚥下反射の低下が生じます。流涎を生じている患者は嚥下反射の低下を来していることが多いです（ただし、流涎がないから嚥下反射が正常とはかぎりません）。しかし、高齢者で無症候性の脳血管障害による咳反射・嚥下反射の低下は発見することが難しいでしょう。こうした場合、“肺炎の既往”あるいはもう少し範囲を広げて“原因不明の発熱”が、誤嚥発見の大きなヒントとなります。

肺炎が治癒して退院したのに、また肺炎で入院するリピーター患者は少なくありません。こうしたケースでは、不顕性誤嚥の存在を強く疑うべきといえます。

“清浄化”と“刺激”で誤嚥性肺炎を予防

絶食

飲食物の誤嚥（マクロアスピレーション）で肺炎を生じた患者に絶食を指示するのは当然です。しかし、微量の不顕性誤嚥を繰り返す患者では、絶食にすると、食べる刺激による唾液の分泌が減少し口腔内の自浄性が低下するため、むしろ口腔内の細菌数が増加しやすくなります。

その理由は、唾液には洗浄や抗菌などさまざまな作用があるためです。よって、絶飲食をしたからといって誤嚥性肺炎のリスクがなくなるわけではなく、むしろ唾液中の細菌量が増え、不顕性誤嚥が生じた際の肺炎リスクは高まっていると考えたほうがよいでしょう▶83ページ。

不顕性誤嚥による肺炎リスクを下げるには、歯みがきをはじめとした口腔ケアで口腔内の清浄性を高め、細菌数を減少させることが第一目標です。ま

図表 3　口腔ケアが肺炎予防にもたらす効果
鎮静下にある患者はサブスタンス P、ドーパミンなどの低下から、咳反射・嚥下反射が低下しています。口腔ケアには、口腔内の清浄化とともに、ケアの刺激による咳反射・嚥下反射の亢進が期待できます。

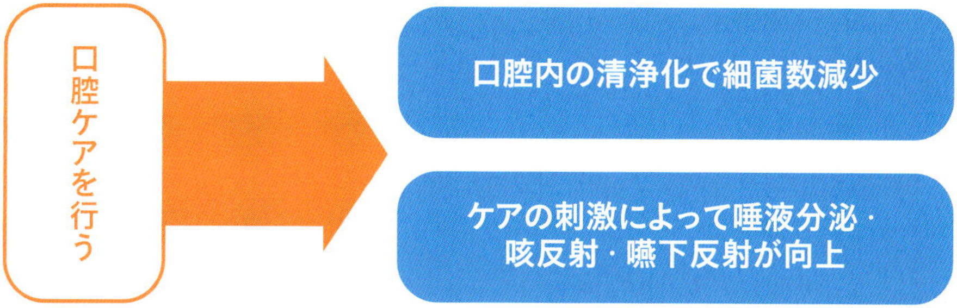

口腔ケアを行う
口腔内の清浄化で細菌数減少
ケアの刺激によって唾液分泌・咳反射・嚥下反射が向上

た、ケアの「刺激」によって、唾液の分泌が刺激されるだけでなく、神経伝達物質サブスタンス P の産生を介して、咳反射・嚥下反射が向上することが知られています。さらに刺激という点では、口腔ケアが間接嚥下訓練、廃用症候群の予防にもなるのです。

つまり、口腔ケアで誤嚥を完全に予防することは困難にしても、“清浄化”と“刺激”という「一石二鳥」の効果で、肺炎、特に不顕性誤嚥による肺炎発症のリスクを少なくすることができるのです（**図表 3**）。

口腔の清浄化には歯垢を除去

歯垢は糞便に匹敵する高濃度の菌塊であり ▶9ページ 、当然、誤嚥性肺炎の原因菌も含まれています。仮に唾液を誤嚥しても肺炎を発症するリスクを下げるためには、口腔内の細菌数を低く抑えることが重要であり、そのためには歯垢を最重要ターゲットとすべきです。

歯垢はバイオフィルムの性質を有しており、洗口では除去できません。歯に強力に固着しており、また、表層がバリアとして作用し、内部へ薬剤が到達しにくいのです。バイオフィルムである歯垢を除去するのに最も効果的なのは歯ブラシを使い、機械的に擦り落とすことです。「歯ブラシを使ってゴシゴシ、その後ブクブク洗口」が口腔ケアの基本となります ▶11ページ 。

求められる口腔ケアのレベル

口腔ケアで常に見失ってはいけない目標は、

A きれいにする

B それを保つ

ことです。そのためには、

a 歯垢の付着が目立たない

b 口腔乾燥がなく潤いがある

をケアの標準レベルとして設定します。臨床的に口臭の有無の評価は有用と考えますが、**a** と **b** のいずれかが満たされないと、口臭を生じやすいようです（ただし、口臭がないから **a** と **b** が必ずしも良好とはかぎりません）。

また急性期での ICU や、誤嚥のリスクが高そうな患者に対しては、標準よりもハイレベルの口腔ケアが求められる一方、慢性期では急性期ほど高いレベルの清浄度が必要ないこともあります。誤嚥のリスク評価に合わせて、口腔ケアのレベルも変更する必要があります。

A きれいにする―歯垢の付着が目立たない

歯と歯の間（歯間部）や歯と歯肉の境界部（歯頸部）のいわゆる「不潔域」を意識して、歯ブラシで歯垢を除去するように心がけます ▶47 ページ。歯垢が多少残る程度は仕方ないと考えましょう。よりハイレベルを求めるのであれば、歯ブラシ以外に補助清掃用具（歯間ブラシやワンタフトブラシ）の使用、さらには歯科での専門的歯面清掃 ▶18 ページ を依頼します。

B 保つ―口腔乾燥がなく潤いがある

「潤いがある」とは、歯ブラシなどの器具と粘膜とが接触したときに、抵抗なく滑りがよい、という状況です。ROAG スケールの「口腔乾燥」の項目でアセスメントします ▶29 ページ。口腔乾燥は、汚染物を固着させ、次のケアに時間がかかる要因となります。きれいで、時間がなければ、乾燥しないようスプレーで加湿するだけでも、あるいは蒸発を予防するためにマスクを装着する、湿潤ジェルを塗布するだけでかまいません。「乾いたら負け」と保湿を心がけましょう。

洗口できなくても、ブラッシング & 吸引を検討したい

誤嚥のリスクが高い患者では洗口できない場合が少なくありません。洗口できない場合であってもブラッシングし、口腔内を洗浄できればよいのですが、リスクを考慮し洗浄できない場合は、吸引できる器具の活用や、スポンジブラシなど粘膜清掃用具での汚染物の回収を行います▶56ページ。

2. 人工呼吸器関連肺炎（VAP）

兵庫医科大学病院 歯科口腔外科
花岡宏美、坂野仁美、岸本裕充

VAP 発症の機序

気管挿管時

人工呼吸器関連肺炎（ventilator-associated pneumonia：VAP）の最大の要因は、気管チューブの長期留置によってチューブにバイオフィルムが形成されることです。挿管しない非侵襲的陽圧換気法（non-invasive positive pressure ventilation：NPPV）で人工呼吸管理することで VAP 発症のリスクを軽減できることからも、気管チューブの長期留置が大きなリスクであることがわかります。

では、どのような機序で、気管チューブに関連して VAP が生じるのでしょうか。1 つは外因性で、人工呼吸器の回路そのものの汚染や、医療従事者の不潔な吸引操作などによって、気管チューブの「内側」が汚染され、感染するものです。もう 1 つは内因性で、胃食道など、消化管からの逆流物や歯垢や舌苔に含まれる口腔内細菌、鼻腔や咽頭部の細菌など患者に由来する汚染物が気管チューブのカフの「外側」をすり抜けて、気管に垂れ込む（誤嚥）ことで生じるものです（**図表 1**）。

以前は外因性による VAP 発症が多いと考えられていましたが、実際には内因性によるものの発症頻度が高いことがわかってきており、近年では内因性の感染予防が重要視されるようになっています。

図表 1　VAP の感染経路

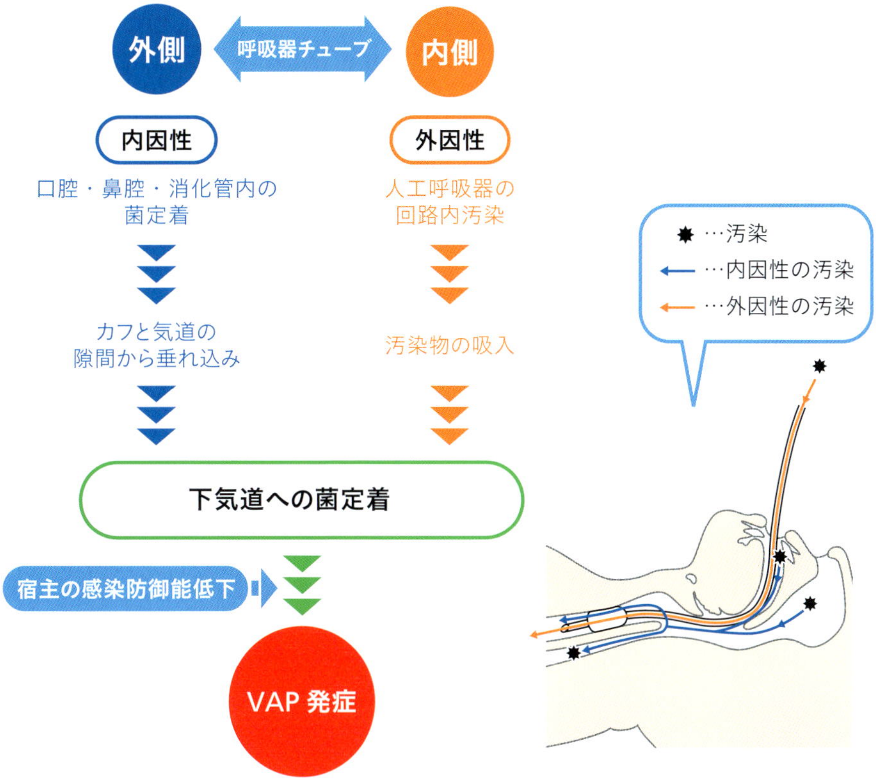

VAP バンドルをマスターしよう

VAP の予防には、口腔ケアを含め総合的に取り組むことが必要です。その指針をまとめたものが「VAP バンドル」です（**図表 2**）。

VAP バンドル❶の HOB（Head of bed：ベッドの頭部）を高くしておくことは、前述の内因性の機序である「胃液や胃内容物の逆流による肺炎」の予防に有効です。

気管挿管が長期化するとVAPの発症率は日ごとに高まります。そのため、毎日、抜管できるかを評価し、可能であれば抜管することも重要なVAP対策です（VAPバンドル❷）。

「カフ上吸引がついた気管チューブを用いた声門下持続吸引法」は、カフ上に溜まる胃食道などの逆流物や口腔、鼻腔や咽頭部の細菌などの汚染物を吸引し回収することでVAP発症のリスクが軽減するものです（VAPバンドル❼）。口腔ケア（VAPバンドル❺）は、こうした一連のVAPバンドルのなかに位置づけられることで、さらにその効果を発揮します。

なお、VAPバンドルには手洗い（VAPバンドル❻）のような基本的な清潔操作も含まれていますが、こうした基本的な手技から総合的に取り組むことが、VAPを防ぐためには重要です。VAP予防の成果があらわれにくいと感じることがあれば、手洗いや口腔ケアのようなベーシックケアを見直してみる価値があるでしょう。

図表2　VAPバンドルの例

1. HOB（Head of bed：ベッドの頭部）挙上
2. 毎日鎮静の休止を行い、抜管できるかを評価する
3. ストレス性潰瘍予防
4. 深部静脈血栓症予防
5. 口腔ケア
6. 手洗い
7. カフ上吸引

ケア後の保湿

口腔乾燥

乾燥すると、口腔内の清浄度は保たれず、次のケアに時間を要することも珍しくありません。ケアの仕上げに湿潤ジェルを口腔内に薄く塗布し、乾燥させないことが大切です ▶60ページ。

経口気管挿管中など、口が閉じられない場合は、マスクを装着して蒸発を防ぐのも理に適った方法です（**図表3**）。唾液の誤嚥が心配という理由で口のなかがカラカラになるまで吸引する人もいるようですが、唾液で適度に潤っているのがよい状態です。

「潤いを保つ」ために頻回の口腔ケアが必要な場合がありますが、この場合のケアはそれほど時間を要するものではありません。ひと手間を加えることで後から結果がついてきます。

図表3　経口気管挿管中はマスクで蒸発・乾燥を防ぐ

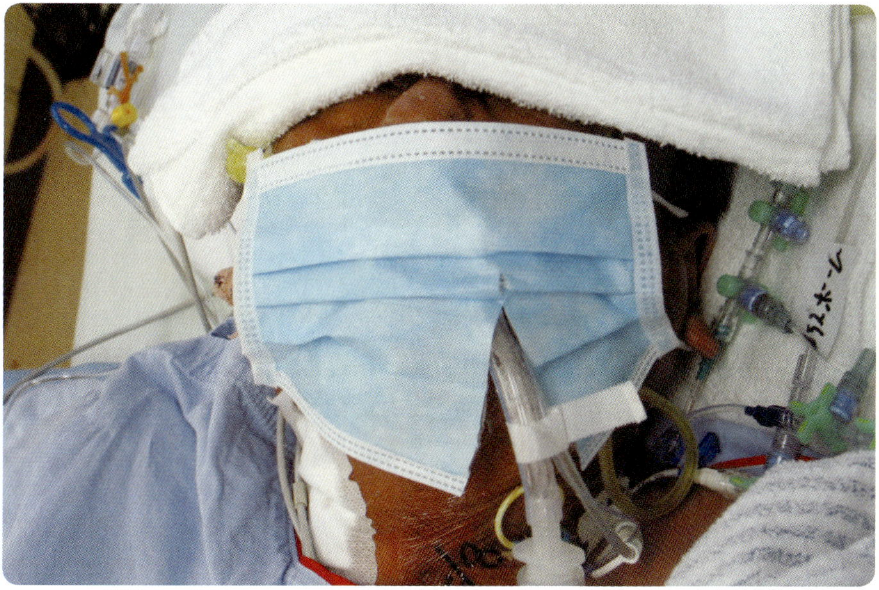

汚染物の回収

VAP予防の口腔ケアにおいても最大のターゲットは歯垢です。歯垢はバイオフィルムであり物理的（機械的）清掃でしか除去できません ▶11ページ。しかし、ケアで生じた汚染物をしっかり回収できなければ、せっかくブラッシングを行っても、口腔内に汚染物を散乱させたことと同じになります。そこで、どのように除去した歯垢中の菌を回収するのかが問題となります。

汚染物の回収は、口腔内の洗浄と吸引が基本ですが、洗浄の有無にかかわらず、「吸引」の充実を考えます ▶56ページ。洗浄すると汚染物は希釈され、圧倒的にきれいになります。しかし、患者の状態（意識レベル・鎮静状態など）や施術者の技量によっては、誤嚥のリスクを上げる可能性もあります。不安を伴う場合は洗浄を行わず、吸引と清拭だけで汚染物を回収するのがよいでしょう。逆に、吸引による回収がうまくできるのであれば、安心して洗浄できると思います。

ディスポーザブル排唾管や吸引付きブラシの使用など、吸引グッズを整えることも確実な吸引につながります。菌を誤嚥することが問題なので、いかに菌を回収するかを意識してケアを行うことが大切です。

「ケアの貯金」—プラークフリー法

歯科との連携

緊急の気管挿管時においては、挿管前に口腔ケアにゆっくりと時間をかける余裕はなく、挿管後は、気管チューブの存在によって口腔ケアに制限があります。そこで、ICUへ入室予定で予定手術の場合は事前に歯科を受診してもらい、ICU入室後の口腔ケアが簡単かつ行いやすい環境に整えておきます。つまり「ケアの貯金」をしておくという発想です ▶18ページ。事前の口腔ケアは、VAP予防に有効です。

3. がん治療中

兵庫医科大学病院 歯科口腔外科
蔵下 舞、河田尚子、岸本裕充

**がん治療中の口腔ケアでは、手術後の肺炎や、
放射線や抗がん剤による口内炎や口腔乾燥を予防あるいは軽減し、
がん治療をサポートすることが目標です。
また、ターミナル期の緩和医療においても、
QOL の向上に口腔ケアは欠かすことができません。**

口腔粘膜炎対策のコンセプト

がん治療中　口内炎　口腔乾燥

抗がん剤および放射線によって生じる口腔のトラブルとして、

❶口腔粘膜炎
❷歯性感染症（歯肉炎・歯周炎・智歯周囲炎など）の急性化による歯肉の腫脹や出血
❸カンジダ（真菌）性口内炎
❹ウイルス性口内炎
❺口腔乾燥症
❻味覚障害

などがあります。これらのなかで、口腔粘膜炎はもっともつらいものの 1 つで、重症化するがんと治療を中断、場合によっては中止せざるを得ないこともあります（**図表 1**）。これを予防あるいは軽減できれば、患者さんの QOL が向上するだけでなく、計画どおり確実に治療を続けることができ、治療効果の向上も期待できます。

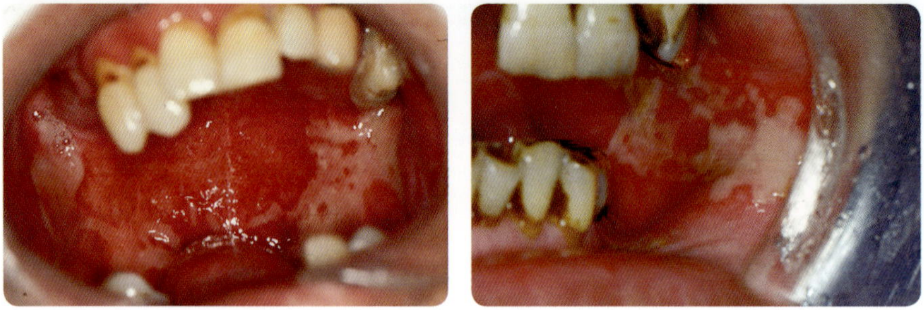

図表 1　抗がん剤による口腔粘膜炎
抗がん剤による口腔粘膜炎は、角化粘膜（歯肉、舌背、硬口蓋）よりも非角化粘膜（頬粘膜、口唇、舌腹、舌縁、口底、軟口蓋）にできるのが特徴。

抗がん剤や放射線による口腔粘膜炎の発症自体を予防することは容易ではありませんが、1 つの予防策としては、後述する「クライオセラピー」があります。一方、口腔粘膜炎が発生し、そこに感染防御能の低下による 2 次感染が加わると、組織障害はますます増悪し、修復も著しく遅延します。その痛み、悪心・嘔吐や全身倦怠感のためにセルフケアが困難になり、口腔衛生状態が低下し、感染が悪化、さらにセルフケアが困難に、という悪循環に陥ります。

したがって、「口腔粘膜炎ができてしまうのは仕方ないが、2 次感染を予防し、自然治癒を促す」というのが、基本的な考え方となります。

2 次感染を予防し、自然治癒を促す

口腔粘膜炎をはじめとした口腔のトラブルの重症化を予防するポイントを以下にまとめます。

清潔に保つ

口腔のトラブルが生じる前の段階として、抗がん剤の投与直後からの悪心や嘔吐、全身倦怠感によって、セルフケアレベルが低下しがちです。「ケア

の貯金」▶18ページの発想で、看護師はセルフケアのレベルアップの重要性を患者さんに説明し、治療前からセルフケアの強化に努めてもらいます。また、口腔内を適切にアセスメントしてトラブルの早期発見に努めます。

可能なら、抗がん剤投与前にかかりつけ歯科での「口腔環境の整備」▶18ページを受ければ、清掃しやすくなり、セルフケアの効果を高めることができます。

保湿

がん治療の影響でしばしば唾液分泌が減少します。乾燥傾向にある場合には、水や生理食塩水などで加湿（綿棒などで清拭、スプレー）し、できれば湿潤ジェルを薄く塗布します。また、口腔内がネバネバあるいは粘膜炎でズルズルの場合には、アルコールフリーのデンタルリンスや2％重曹水などを使うと改善しやすいです。こうした手技は、ターミナル期の口腔乾燥にも有効です。

なお、放射線による咽頭部の粘膜炎による嚥下障害によって、流涎を認めることもありますが、流涎しているからといって必ずしも唾液の総量が増加しているわけではなく、むしろ口腔内の唾液の量自体は減少している場合が多いです。

栄養

できるだけ経口摂取を続け、唾液分泌を促して自浄作用を維持させましょう。たとえ一口でも食べることができれば、粘膜の清掃にもなります▶55ページ。ただし、栄養障害は治癒を遅延させますので、摂食障害が強い（あるいは、発症が予測される）ときには、積極的にPEG（胃ろう）を造設することも必要です（NSTなどとの連携がポイントとなります）。

ペインコントロール

粘膜炎による痛みが強い場合には、表面麻酔用のキシロカインを使用します。含嗽に混ぜて使用されることが多いですが、口腔・咽頭全体の知覚が低下すると誤嚥しやすくなる可能性を考え、痛いところだけに塗布することが望ましいとされています。

また、ステロイド軟膏は粘膜炎の接触痛の軽減に有効ですが、潰瘍部分の治癒を促進するわけではなく、カンジダなど、2次感染を起こしやすくなりますので、安易に使用すべきではありません。

以前よりも、がん治療に伴う口腔の痛みに対して、ターミナル期に限らず麻薬が積極的に取り入れられるようになりました。多様な製剤の開発やPCAポンプの普及など、ペインコントロールは飛躍的に進歩しています。

クライオセラピー

「抗がん剤5-FUをワンショット静注する直前30分間、口腔に氷片を含んで冷却すると、口腔粘膜炎の発症が軽減した」という研究結果があります。冷却によって血管が収縮し、口腔粘膜への血流が少なくなることで、抗がん剤が口腔粘膜へ移行する量が減少するためと考えられています。

しかし、持続静注など長時間をかけて投与する場合に、口腔粘膜を冷却し続けることは現実的ではなく、本法を応用できる機会は少ないです。また、冷却は潰瘍の治癒を遅らせる可能性があります。できてしまった口腔粘膜炎への治療効果は期待できませんので、漫然と冷却し続けないようにしましょう。

歯性感染症の多くは予防可能

歯科との連携

がん治療における口腔のトラブルのうち、歯性感染症（歯肉炎・歯周炎・智歯周囲炎など）の急性化による歯肉の腫脹や出血（**図表2**）の多くは予防が可能で、それにはがん治療前の準備としての「口腔環境の整備」▶18ページが特に有効です。口腔粘膜炎と異なり、歯性感染症は歯肉の症状がメインであり、細菌感染症なので、抗菌薬の投与も有効ですから、早期発見の有効性も高いと言えるでしょう。

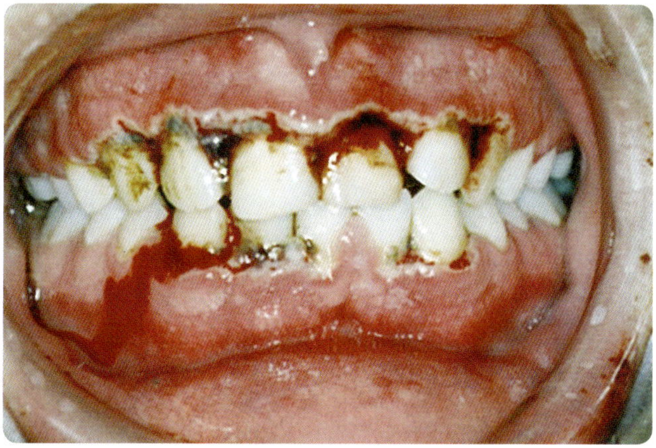
図表 2　歯性感染症の急性化による歯肉の腫脹や出血

まとめ

手術を含めたがん治療を成功させるためには、治療前から口腔内を清潔に保ち、口腔のトラブルを予防することが大切です。がん患者なので特殊な口腔ケアが必要というわけではなく、セルフケアがメインであり、基本に忠実に、トラブルを先読みした予防的なケアが重要です。

4. 糖尿病（生活習慣病）

兵庫医科大学病院歯科口腔外科
呉 鑫（しん）、山本真嗣、岸本裕充

口腔ケアの大きな目的の１つに、むし歯や歯周病の予防があります。
しかし、セルフケアの場合はともかく、入院中の患者に行う口腔ケアでは、
誤嚥性肺炎の予防などに焦点が集まりがちで、
あまり重要視されていない傾向があります。ところが、最近の研究で、
歯周病と全身疾患とのかかわり（心筋梗塞、糖尿病、早産など）が
明らかとなってきました。
歯周病予防が、全身疾患の予防あるいは治療の面でも
無視できないことがわかってきています。
ここでは特に、歯周病と糖尿病のかかわりと、そのケアについて概説します。

歯周病とは

歯周病は、歯と歯肉の間に形成された「歯周ポケット」内で増殖した嫌気性菌による慢性の感染症です。健康な人にも、歯と歯肉との間には生理的な溝（歯肉溝；深さ 3mm 以内）がありますが、ブラッシングを中心とした口腔衛生を怠ると、バイオフィルムである歯垢が形成され、歯肉に炎症を起こします（歯肉炎）。

歯垢が蓄積すると歯肉溝を塞ぐ形となり、また炎症状態にある歯肉は易出血性であるため、嫌気性菌にとっては栄養源豊富な棲息場となって歯周ポケットが形成されます。このような慢性炎症が持続すると、歯槽骨が吸収され、歯周ポケットも深くなり、さらに歯周組織の破壊が進行し、やがて歯の動揺を来します。

歯周病対策は、患者によるセルフケア（適切なブラッシング）と歯科での歯石除去、専門的歯面清掃 ▶18ページ が基本となります。

糖尿病患者は歯周病になりやすい

生活習慣病

糖尿病はインスリンの作用不足による慢性高血糖を特徴とする代謝異常疾患で、その三大合併症として、「網膜症、神経障害、腎症」が有名です。これらは、細血管障害によるものですが、心筋梗塞や脳梗塞などの大血管障害、また「易感染性・創傷治癒遅延」も合併しやすいとされています。

慢性感染症である歯周病も、糖尿病患者では合併しやすく、糖尿病でない患者に比べ、中等度から重度の歯周病になるリスクが2倍以上という報告もあります。糖尿病によって易感染性となる機序として、一般に、好中球の貪食機能の低下、血流障害などが知られています。さらにそれらに加えて、歯周病になりやすい要因としては、高血糖に伴う歯肉コラーゲンの代謝能の低下や、多尿による唾液の分泌量減少などが考えられています。

歯周病と糖尿病は、食生活などに関連した「生活習慣病」であることも共通点です。糖尿病によって歯周病が悪化すると、食生活にも悪影響が出ることは容易に想像できるでしょう。

歯周病が糖尿病を悪化させる!?（図表1）

糖尿病患者が歯周病になりやすいことは理解いただけたと思いますが、一方で近年、歯周病が糖尿病を悪化させることが明らかになりつつあります。このことは、歯周病を治療しないと糖尿病がよくならない可能性、逆にいえば、「歯周病の改善が糖尿病の改善にもつながる」ことを意味します。

1例をあげますと、糖尿病でない患者の5年間の追跡調査で、重度の歯周病に罹患していると、そうでない場合に比べて、HbA1cが有意に悪化している、つまり、重度の歯周病が高血糖に関与していることが明らかにされてい

図表 1　歯周病と糖尿病、心筋梗塞の関係

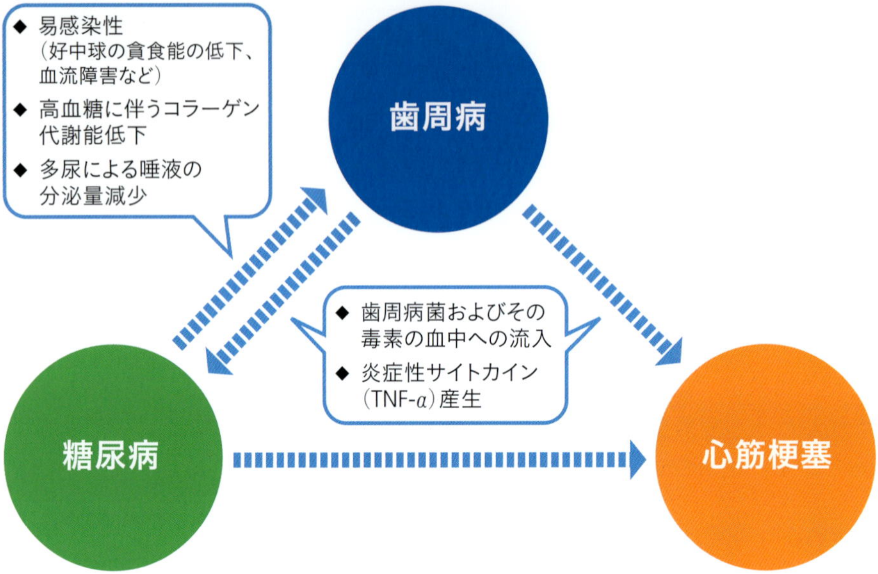

ます[1)]。

では歯周病は、糖尿病も含めた全身疾患に、どのように影響するのでしょうか？　想定される機序の 1 つは「菌血症」です。歯周病によって炎症を起こした歯肉は、ブラッシングなどの刺激で容易に出血します。歯周ポケットの内面がびらん状態であるためです。28 歯すべてに深さ 5～6mm の歯周ポケットがあるとすると、その表面積の合計は手のひらに相当するといわれています。そのサイズのびらんが、たとえば胃粘膜にあることを想像すると、恐ろしいと思いませんか？　しかも、歯周ポケット内には病原性のある嫌気性菌が大量に棲息しており、高頻度に菌血症を生じているのです。

もう 1 つ、歯周病という局所の炎症部位から「サイトカイン」が産生されます。腫瘍壊死因子（TNF-α）という炎症性サイトカインが有名ですが、これはインスリン抵抗性を惹起、つまりインスリンを効きにくくさせる作用をもっています。歯周病を放置することは、恒常的に TNF-α の産生を増加させ

ることになります（**図表 1**）。

歯周病対策の基本は適切なブラッシングですが、歯周病菌に対する抗菌薬の局所投与を行うことも可能です。これによって、TNF-αの血中濃度が低下し、インスリン抵抗性が改善されるとともに、HbA1c も低下するということが明らかにされています[2)]。

以上のように、歯周病は糖尿病を悪化させます。歯周病の慢性炎症は心筋梗塞のリスクファクターにもなると考えられており、また糖尿病が心筋梗塞のリスクファクターでもありますので、歯周病の予防は、糖尿病と心筋梗塞の両者の予防に有効であることがおわかりいただけるでしょう。

糖尿病に対するオーラルマネジメントの必要性

歯科との連携

歯周病対策の基本は適切なブラッシングです。しかし、セルフケアでとりきれない歯石が付着したままではその効果は得られにくいといえます。その際は歯科を受診し、オーラルマネジメントとして、「口腔環境の整備」▶ 18 ページを図ることも重要です。

歯周病対策が、糖尿病の予防および治療にも役立つ、ということを患者に一番近い存在である看護師がよく理解し、患者の動機づけに本項が役立てば幸いです。

［文献］
1）Demmer RT, et al. Periodontal status and A1C change: longitudinal results from the study of health in Pomerania (SHIP), Diabetes care, 33(5), 1037-43, 2010.
2）Iwamoto Y, et al. The effect of antimicrobial periodontal treatment on circulating tumor necrosis factor-alpha and glycated hemoglobin level in patients with type 2 diabetes, J Periodontol, 72(6), 774-8, 2001.

5. 高齢者

近畿大学医学部附属病院歯科口腔外科　1）歯科衛生士　2）講師　3）教授
三木仁美[1)]、辻 洋史[2)]、濱田 傑[3)]

加齢に伴い口腔内も変化していきます。智歯（親知らず）を除くと 28 本ある永久歯が、80 歳では平均 9.2 本[1)] と約 1/3 まで減少します。歯が喪失すると食事に影響が生じ、硬い食事は食べにくくなり、軟らかい食事を好むようになります。また嚥下機能も大幅に低下するため、食べやすいペーストなどの粘稠（ねんちゅう）な食形態となる場合が多くなり、食物が口腔内に長く停滞し、口腔内が不潔になりがちです。

口腔内が不潔になると、誤嚥性肺炎などの呼吸器疾患を生じやすくなるほか、味覚が鈍り、食欲が低下し、口腔機能の低下を誘発します。高齢者の口腔の特徴を踏まえた口腔ケアが必要です。

むし歯（う蝕）と歯周病、歯の欠損（喪失）

義歯

根面う蝕と楔状（くさび）欠損

高齢者は歯肉の退縮によって歯根が露出し、歯が長くなったようにみえます。露出した歯根部分は、歯冠のようにエナメル質（人体でもっとも硬い組織）で覆われていないため、むし歯関連菌の出す酸に対する抵抗が弱く、むし歯になりやすくなります（根面う蝕）。

楔状欠損は、強い（側方）咬合力が関与して生じます（**図表 1**）。また、研磨剤を多く含む歯磨剤を併用した強いブラッシングは、歯が摩耗して楔状欠損を生じることがあるとされますので、注意が必要です。

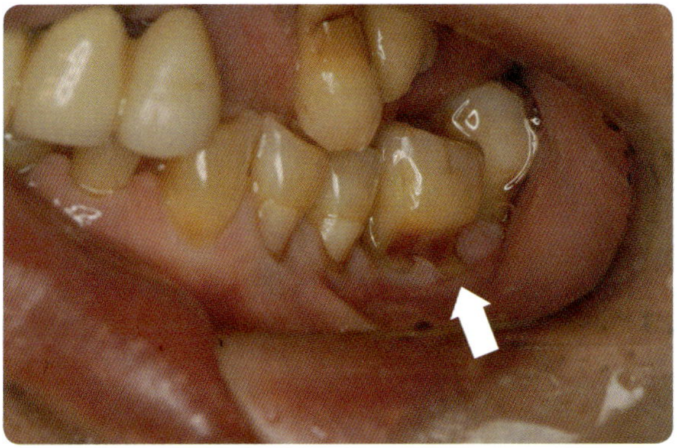

図表 1　根面う蝕と楔状欠損

歯周病

歯周病は慢性の感染症で、中年以降に問題となりやすい生活習慣病の 1 つです ▶98 ページ。加齢に伴う免疫力の低下や、後述する唾液の分泌量の減少は、歯周病の増悪因子です。

歯の欠損（喪失）と義歯（取り外し式の入れ歯）

歯を喪失する 2 大原因は、むし歯と歯周病です。歯の喪失は、直接的には咀嚼効率の低下（食べ物をよく噛めない）をもたらし、間接的には筋骨格系の廃用萎縮、唾液分泌量の減少、味覚の変化につながります。

1～2 本の欠損で、両隣在歯が安定していれば、固定性のブリッジによる補綴治療が可能ですが、欠損が多くなると、義歯（※ 1）による補綴が一般的です。部分床義歯の鉤歯（※ 2）に負担がかかりやすく、歯周病が進行します。また、鉤歯は不潔になりやすく、むし歯も生じやすいため、歯周病とむし歯のいずれか、あるいは両方が原因となって抜歯に至ることが珍しくありません。つまり、歯の欠損が生じると、残存歯への負担が過重となり、歯の欠損が拡大しやすくなるのです。

※ 1 固定性のブリッジも、広義には義歯ですが、本書では単に義歯というときは「取り外し式の入れ歯」を指します。
※ 2 義歯を維持するための装置（クラスプ）をかける歯。

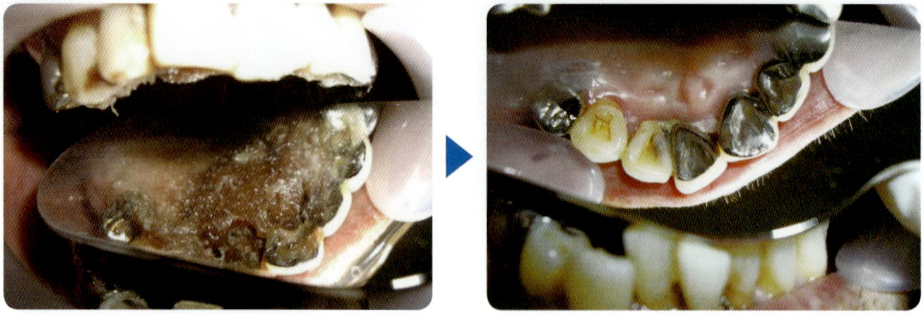

図表 2　口蓋に付着した乾燥痰
口蓋に付着した乾燥痰（左）と清掃後の口蓋（右）

口腔乾燥

口腔乾燥

高齢者では口腔乾燥を認めることが多く、その原因としては、加齢と薬物による影響が考えられます。高齢者の多くは何らかの疾病を抱え、その治療薬を服用していることから、薬の影響による唾液分泌量の低下があるのは確かです。一方、加齢による唾液分泌量の低下については否定する説もありますが、個人差はあるものの、75 歳以上の高齢者では、分泌量が明らかに少なくなるように感じます。また、絶食や会話をしなくなるなど、分泌刺激が少なくなることでも唾液の量は減ります。

原因が何であれ、唾液分泌が低下すると、唾液の機能の「ありがたさ」がよくわかります。唾液による「洗浄・抗菌作用」が低下すると、次項の「カンジダ性口内炎」が出現しやすくなりますし、「円滑（潤滑）作用」が低下することで、咀嚼や嚥下に支障を来すほか、喀痰などの気道分泌物が口腔や咽頭部に付着しやすくなります。これにより、高齢者の口蓋粘膜には、痰や痂皮様の付着物を認めることが多いのでしっかりチェックします（**図表 2**）。意識レベルの低い患者さんでは、舌根部や咽頭部に気道分泌物が固着し、気道が狭められていることもあります。ペンライトなどでしっかり照らしてチェックしてください（**図表 3**）。

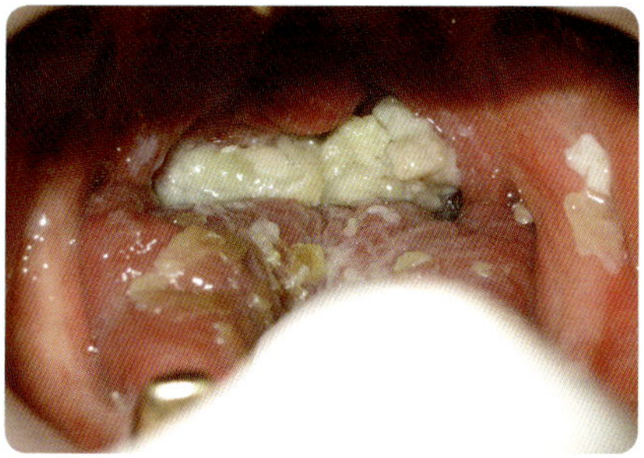

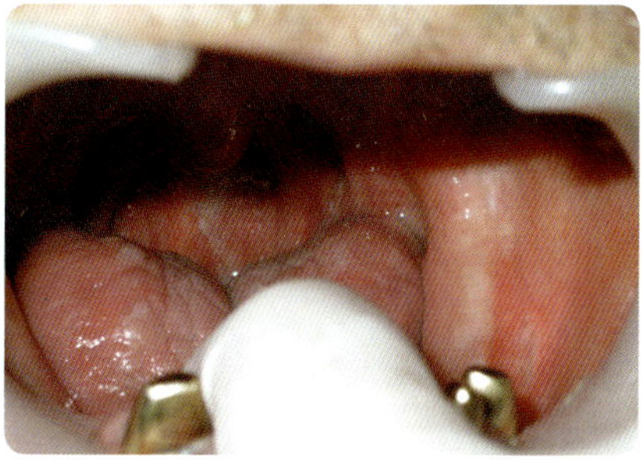

図表 3　咽頭に溜まった痰
咽頭に溜まった痰（左）と清掃後の咽頭（右）

カンジダ性口内炎

口内炎

唾液の抗菌作用は、分泌型 IgA のほか、リゾチームやラクトフェリンなどの抗菌物質によるもので、「唾液は天然の抗菌性洗口液」[2] といえます。唾液の分泌が減少する高齢者では、口腔常在菌の 1 つではあるものの通常は検出されないカンジダが菌交代現象で出現し、日和見感染としてカンジダ性口内炎 ▶74 ページ を発症します。

一般には、擦過すると剥がれるクリーム様の多発性白斑を特徴としますが白くならないカンジダもあります。高齢者においては、口角炎と義歯性口内炎の多くが慢性萎縮性（紅斑性）カンジダです ▶75 ページ 。義歯の手入れがよくないと義歯性口内炎が生じやすくなります。

咀嚼・嚥下障害

加齢とともに各種身体機能が低下しますが、嚥下機能も例外ではありません。歯を喪失することで咀嚼機能が低下すると、硬い食事は食べにくくなりますが、「窒息」についても配慮する必要があります。

嚥下障害と言うと、通常飲食物の誤嚥を想像しがちですが、大脳基底核に脳血管障害を生じると、サブスタンスPの減少を介した不顕性誤嚥▶83ページを起こしやすくなることを忘れてはなりません。高齢者の誤嚥性肺炎は、低栄養状態などによる免疫力の低下を伴って、このサイレントアスピレーションを原因とするものが多いとされています。

高齢者の口腔ケアのポイント

歯がある場合

歯ブラシで、毛先が歯と歯の間に入るよう適度な圧力を加えながら小刻みに動かします。食物残渣が残りやすいところ（**図表4**）を中心に、ブラッシングを行います。歯肉が退縮し、歯間（鼓形）空隙が大きくなっているため、できれば歯間ブラシで歯と歯の間を磨くように指導しますが、自分ではうまく清掃できない方が多いと思いますので、セルフケアのレベルに合わせた指導や、看護師による口腔ケアが必要です。

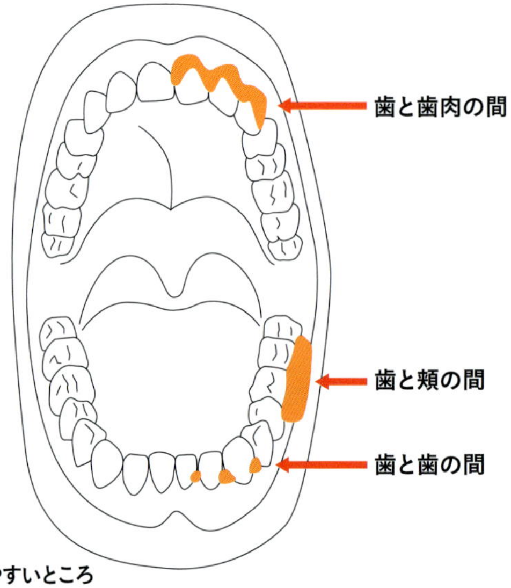

図表4 食物残渣の残りやすいところ

義歯を使用している場合

義歯

お箸などの食器と同じように、毎食後に義歯を洗うのが基本です。義歯を外して、流水下で義歯ブラシを使って磨きます（**図表5**）。義歯には、デンチャープラークと呼ばれる歯垢と同じようなバイオフィルムが付着するため、水で洗うだけでは不十分です。義歯を磨くときは、落としても割れないように水を張った容器の上で洗いましょう。義歯を維持するクラスプの部分は汚れが溜まりやすいので、ていねいに磨きます。食器洗浄用の中性洗剤をブラシにつけて洗うと、汚れの除去効率が高まります。

毎日でなくてもよいので、漬け置きタイプの義歯洗浄剤の使用をおすすめします。浸した後には、流水下で洗浄剤をしっかり洗い流します。

義歯の素材は、口腔内で使用されることが前提のものですので、加熱（熱湯による消毒で変形）や酸・アルカリ（義歯の変色や金属部分の腐食）、乾燥（変形や表面のひび割れ）に弱いです。水を入れた容器で保管しましょう。

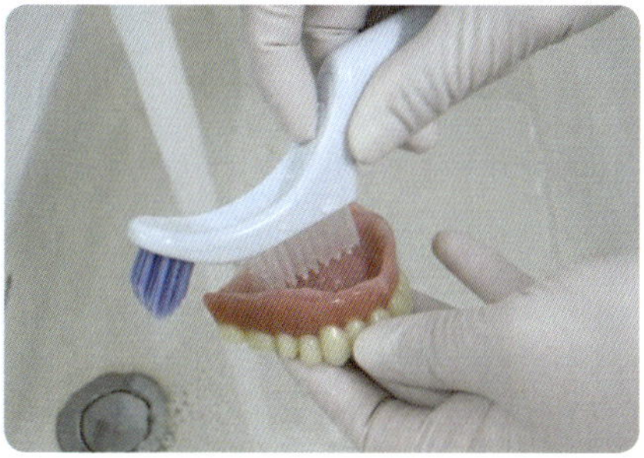

図表5　義歯の洗浄

口腔乾燥がある場合

口腔乾燥

前述のように、高齢者の口腔内は、乾燥しやすい傾向にあります。乾燥した口腔内に歯ブラシを挿入すると、粘膜表面を傷つけます。乾燥状態を評価して、必要であれば先に口腔湿潤剤を用いて、粘膜を湿潤した後にブラッシングを行いましょう。痰や痂皮が乾燥して強固についているときも、口腔湿潤剤を塗布して 15 分ぐらいして軟らかくなったところをスポンジブラシで拭い取ると容易にとれます。

嚥下障害者

口腔ケアで生じる汚染物を誤嚥させないことが大切です。口腔ケア時は頸部を少し前屈させて ▶39ページ、汚染物をしっかり吸引します ▶56ページ。

スポンジブラシを使用する場合には、過剰な水が咽頭に流れ込んで誤嚥することのないように、しっかり水気をきってから、口腔内全体を清拭します。

まとめ

口腔ケアは、単なる感染源除去ばかりでなく、口腔周囲組織を刺激し、摂食・嚥下障害を改善する間接訓練としての効果もあることが示唆されています。当院で非経口摂取者に NST が介入し、歯科衛生士が口腔ケアを行った結果、約 6 割の方が経口摂取可能となりました[3)]。口腔ケアは誤嚥性肺炎の予防法としても大切ですし、食べる機能の改善としても、たいへん重要と考えられます。

参考文献

1）厚生労働省：平成 17 年歯科疾患実態調査
2）岸本裕充：唾液は天然の抗菌性洗口薬，知っておきたい！　急性期の口腔ケア，44-45，株式会社オーラルケア，2008.
3）三木仁美：NST における口腔ケアの介入効果，日本摂食・嚥下リハビリテーション学会雑誌，13(3)，515，2009.

コラム

骨粗鬆症治療の副作用としての顎骨壊死

加齢に伴い骨密度が低下することが知られています。閉経期以降の女性に顕著で、わが国には1200万人以上の骨粗鬆症患者がいるとされます。骨粗鬆症の治療薬として広く使われている薬が、ビスホスホネートで、日本で推定100万人くらいが服用しているとされています。

このビスホスホネート（BP）製剤の副作用として、近年、顎骨の骨髄炎や壊死の危険性が認識されるようになっています。BPを長期にわたって使用している患者では、抜歯などの歯科治療後に治癒不全が生じたり、抜歯が必要な感染を伴う歯の局所感染の持続によって、顎骨の骨髄炎や壊死を生じるリスクがあるとされています。

対策としては、口腔衛生状態を良好に保ち、歯周病やむし歯で抜歯にならないように注意すること、定期的に口腔のチェックを受けるといったことが考えられます。

6. 神経難病

藤枝市立総合病院歯科衛生士
塚本敦美

神経難病とは

神経難病と呼ばれる一群の疾患は、パーキンソン病、筋萎縮性側索硬化症(ALS)、脊髄小脳変性症、多発性硬化症、筋ジストロフィ症、クロイツフェルト・ヤコブ病などがあり、多くは厚生労働省の特定疾患に指定されています。また、これらの多くが進行性、原因不明で根本的な治療法が確立されていません。進行性で、中枢神経系、末梢神経系、筋肉などが徐々に障害され、歩行、食事、排泄など日常生活の基本動作が困難になり、肺炎や転倒などを契機として寝たきり状態に陥りやすい疾患群です。

神経難病と口腔ケア

比較的軽症例でも、神経難病は口腔状態に以下のような影響を及ぼします。

むし歯・歯周病の進行

発病の初期から身体の動きが悪く、特に上肢にしびれ、痛みなどがある場合はセルフケア（ブラッシング）不足になり、口腔衛生状態が悪化しやすい傾向にあります。このため、むし歯や歯周病になりやすく、また、身体的な事情により歯科医受診が困難になる場合も少なくありません。

さらに咬む力のコントロールができない場合（強度の歯ぎしりや食いしばりの状態が続くなど）には、咬合性外傷による歯の破折や歯周病の悪化で、次々に

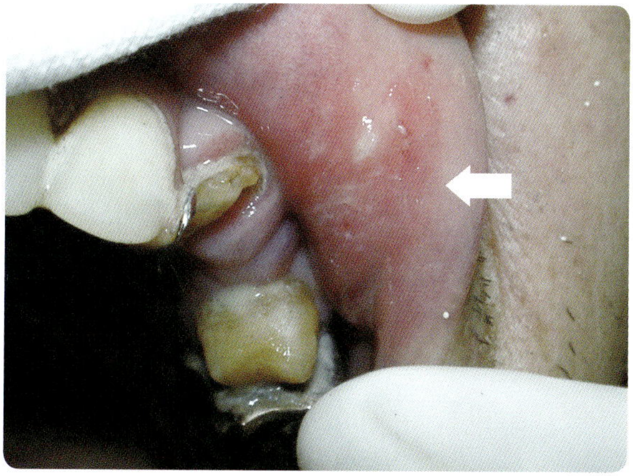

図表 1　褥瘡性潰瘍

歯を失っていくこともあります。

義歯不適合や褥瘡性潰瘍

義歯

　パーキンソン病では、オーラルジスキネジアが生じていると、舌や下顎の不随意運動により義歯の安定が損なわれ、残存歯や義歯によって口腔粘膜に咬傷あるいは褥瘡性潰瘍を生じやすい傾向があります（**図表 1**）。

嚥下障害

　神経難病の多くに、機能的原因による嚥下障害、構音障害がみられます。口への取り込み、咀嚼、食塊形成、咽頭への送り込みが困難となり誤嚥しやすくなります。

　筋力低下による嚥下障害は重症筋無力症やALSでみられ、なかでもALSでは球麻痺症状として舌の麻痺と萎縮（**図表 2**）、嚥下反射はないか、あっても極めて弱くなります。一方、脊髄小脳変性症やパーキンソン病では、嚥下にかかわる舌や咽頭などの協調運動が障害されます。

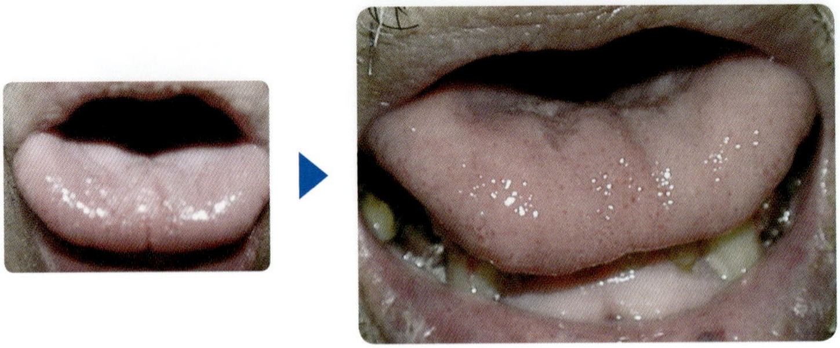

図表 2　舌の萎縮
人工呼吸器装着中の ALS 患者の口腔。初回介入時は全粥の摂取が可能（左）だったが、2 年後には舌の萎縮が進行し、ミキサー食をストローで摂取となった。

口腔乾燥

口腔乾燥

パーキンソン病では口唇閉鎖不全による唾液の流涎がみられることがある一方で、抗コリン薬内服による副作用により、唾液の分泌が減少し、口腔乾燥を起こしやすくなります。また、病状が進行し、寝たきり状態で円背、頭部後屈していると常時開口状態になりやすく、口腔乾燥が助長されます。

口腔ケアを行う際の注意点

セルフケアの援助

口腔ケア前に、必ず姿勢の安定に留意します。セルフケアが可能な場合には、ブラッシングが行えるよう、歯ブラシの柄を握りやすくする（太くするなど）、振戦や筋力低下がある場合はテーブルに肘をつき、反対の手で手首を支えるなどの工夫を行います。

パーキンソン病では、薬効時間内に合わせてブラッシングを行うと、安定した口腔ケアが行いやすくなります。口腔機能の低下を少しでも遅らせるよう、呼吸のリハビリも含めた舌のストレッチ、顔面体操、発声訓練などの口腔のリハビリを勧めることも重要です。

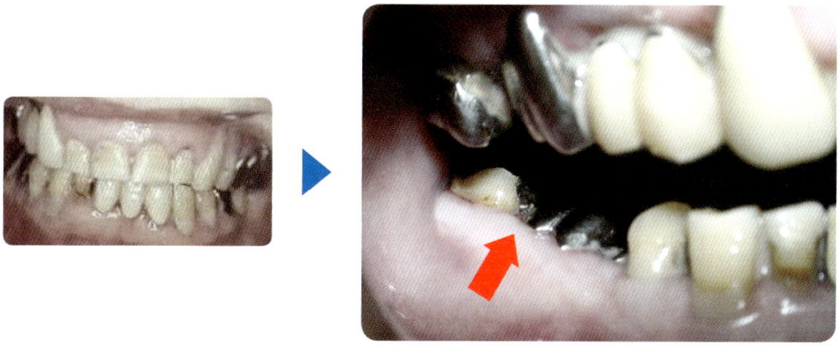

図表 3　歯列の変形
パーキンソン病の患者で、肺炎後寝たきりとなった。初診時（左）の状態から、2 年後には臼歯部が舌側に倒れ込んでしまった。

病状が進行し、セルフケア困難となった際にみられる問題と対応

神経難病が進行した結果、セルフケアが困難となった患者には、以下のような問題が生じます。

- **筋固縮、振戦、顎関節の拘縮による開口制限。**
- **弛緩による開口や舌の突出。**
- **筋緊張が強く、常に咬みしめている。**
- **不随意運動があり、清掃用具を挿入できない。**
- **円背や頭部後屈が著明になり、仰臥位での口腔ケアが困難で視野を確保しにくい。**
- **クロイツフェルト・ヤコブ病は唾液分泌量が多くなる。**
- **ALS では嚥下障害による唾液の貯留に対応するために自作の吸引チューブを口腔内に装着し、常に唾液を吸い取っていることがある。こうした持続的な吸引の結果、舌や口唇に乾燥による亀裂がみられることがある。**
- **口唇、舌、頬の機能が低下し臼歯部が舌側に倒れ込み歯列が変形する**（図表 3）。

これらの症状には、以下のような対応が考えられます。

①体位の調整、視野の確保

円背や頭部後屈となっている場合は側臥位に体位を調整します。口腔内をペンライトなどの照明を使用し観察します。指や清掃器具に装着できるタイプの照明器具を使用すると便利です。

②開口困難への対応

開口障害があると舌や口蓋の口腔ケアが困難になるため、欠損部を利用して、ワンタフトブラシやスポンジブラシなどの清掃用具を挿入し、可能な範囲で口腔ケアを行います。一歯分の隙間があればスポンジブラシを通すことができます。

開口が可能な場合は、デンタルブロック ▶43ページ などの開口保持器具を使用し、ディスポーザブルの排唾管で吸引しながらブラッシングやスポンジブラシによる清拭を行うことで誤嚥を防止します。

③筋緊張が強く、ブラッシング困難な患者への対応

シリコン製のチューイングブラシ〔(株)モリタ〕は咬むことにより歯や歯肉をある程度清掃できます。開口量が少ない場合にも使用可能で便利な口腔ケア用品です。口腔周囲の筋緊張が強い患者にチューイングブラシを使用したところ、筋緊張が軽減される症例が多いと紹介されています[1)]。

④口腔乾燥への対応

口唇の閉鎖不全や弛緩により流涎がみられますが、舌、口蓋、口唇は乾燥しやすいため、ケア終了後には湿潤ジェルを利用し、保湿を図ります。

パーキンソン病教室

当院では14年ほど前にパーキンソン病教室が発足されました。当初は神経内科医師、看護師、リハビリスタッフが主体となり、外来通院しているヤール3度、生活機能障害度2度の患者を対象に月1回開催していました。現在では患者が主体となり、月1回開催され、音楽療法などが行われています。

教室に参加する患者全員に流涎（常に流涎がある患者は少なく、食事やブラッシングの際、流涎がみられる）、円背、姿勢反射障害、筋固縮、動作緩慢がみられます。中には wearing-off により教室中に無動となる患者もいるため、病状を把握する必要があります。

パーキンソン病教室が発足された当初から歯科衛生士が関わり、口腔衛生（ブラッシングや義歯洗浄、口腔疾患、誤嚥性肺炎について）、口腔のリハビリ（深呼吸や嚥下体操、ゲーム）を行っています。

まとめ

神経難病の多くは、徐々に病状が進行し、ADL が低下していくため、口腔衛生管理も自立、一部介助、全介助と病状の進行に合わせてケア方法や使用物品を変更します。また早期から嚥下リハビリも行い、誤嚥性肺炎を予防し、QOL が低下しないように支援する必要があると考えます。

［文献］

1）晴山婦美子・塚本敦美・坂本まゆみ：看護に役立つ口腔ケアテクニック，医歯薬出版，2008.

7. 妊産婦

兵庫医科大学歯科口腔外科
岸本裕充

「一子産めば一歯失う」と、妊娠・出産に伴って歯が悪くなることは、昔から経験的によく知られていました。最近、歯周病と全身とのかかわり（生活習慣病への影響 ▶98ページ）などが注目されるようになるなかで、周産期でも「妊婦の歯周病は早産・低出生体重児出産のリスク上昇に関連がある」ことが明らかになりつつあります。

妊娠中は口腔に問題を生じやすく、またその影響は妊婦自身だけでなく胎児にも、さらに、出産後の子どもの口腔にまで及ぶ可能性があります。したがって、妊娠中から口腔の健康管理を考えるべきなのです。

妊娠中は歯が悪くなりやすい？

生活習慣病

妊娠中に口腔の問題を生じやすい理由として、

1）食習慣（生活）の変化

2）口腔衛生状態の低下

3）ホルモンの変化

が考えられています。

まず、食習慣（生活）の変化として、嗜好や回数・規則性の変化があります。「妊娠してから甘いものがほしくなって、お菓子をよく食べるようになった」「間食の回数が増え、ダラダラと食べるようになった」というような変化です。むし歯の成立機序を考えますと、糖質、砂糖の摂取は他の糖よりもむし歯になりやすく、間食の増加や不規則な食生活は、脱灰（歯面が酸で溶かされること）した歯面の再石灰化（脱灰部分が唾液中のカルシウムなどで修復される）が生じるための時間が不足し、むし歯になりやすくなります（**図表 1**）。

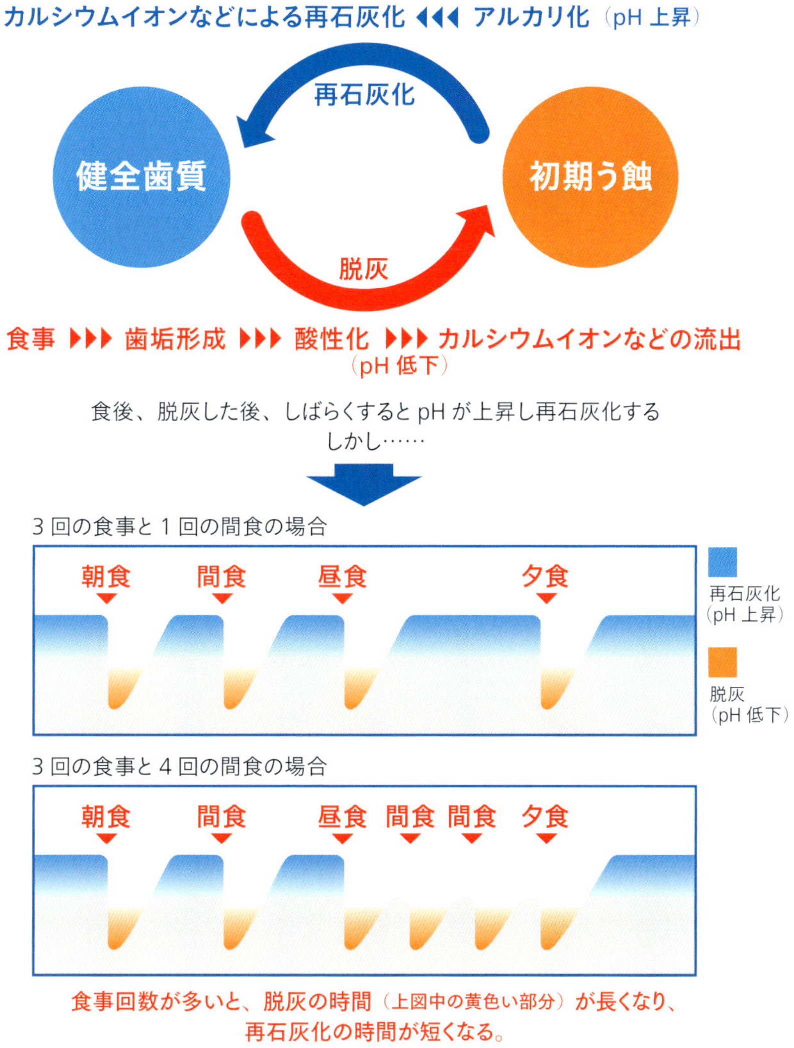

悪阻（つわり）によって歯みがきができなくなると､口腔衛生状態が低下し、むし歯や歯周病が進行しやすくなります。また、嘔吐すると胃液で口腔内が酸性化するため、むし歯菌にとって好適な環境となります。

さらに、妊娠によるホルモンの変化が歯周病菌に影響を与えることがわかってきました。*Prevotella intermedia* という歯周病菌が、エストラジオールやプロゲステロンなどのホルモンを栄養源にして増殖できるという報告があります。歯周病菌が棲息する歯周ポケットへの滲出液中のエストラジオールやプロゲステロンが高まると、歯周病菌への栄養が豊富になり、局所に歯周病による炎症が生じます。

炎症の結果、血管の透過性が亢進して歯肉から出血すると、滲出液よりも血液中のほうがはるかに栄養が豊富ですので、歯周病菌にとってさらに好適な環境となります（「出血の悪循環」▶16 ページ）。

以上のような要因が組み合わさることで、妊娠中はむし歯や歯周病が発症・悪化しやすいと考えられます。なお、妊娠中はカルシウムの需要量が増えることは事実ですが、胎児に歯や歯槽骨からカルシウムを奪われて歯が弱る、というのは迷信です。

乳歯・永久歯の歯胚の成長に影響する

歯の元となる歯胚の形成は、乳歯では胎生 6 週以降、永久歯も 14 週以降に始まります。乳歯が生えるのは生後 6 か月頃、永久歯は 6 歳頃ですので、その間ずっと歯の成長は継続していることになります。必要な栄養をしっかり摂取するためには、歯が痛くて食べられない、という事態は避けたいところです。

早産・低出生体重児出産のリスク

早産や低出生体重児出産のメカニズムについては不明な部分が多いのですが、その原因の 1 つとして歯周病が疑われています。歯周病に罹患した妊婦は、そうでない妊婦に比べて、早産（～37 週）や低出生体重児出産（～ 2500g）の危険性が 7.5 倍も高くなるという報告があります（※）。1 日 20 本以上の喫煙者における自然流産の発生率は、非喫煙妊婦の約 2 倍とされていますから、歯周病がいかにハイリスクであるかがわかると思います。

そのメカニズムとして、❶歯周病の病巣（もちろん口腔内）の局所炎症で生じたさまざまな物質（プロスタグランジン E2 や TNF（腫瘍壊死因子）- αなど）が血行性に子宮へ到達し、子宮の収縮を促す、❷歯周病菌およびその毒素成分が羊水中へ移行し、胎児の成長を妨げる、などが考えられています（**図表 2**）。

※リスクを肯定しない疫学調査もあります。

図表 2　歯周病と早産・低体重児出産

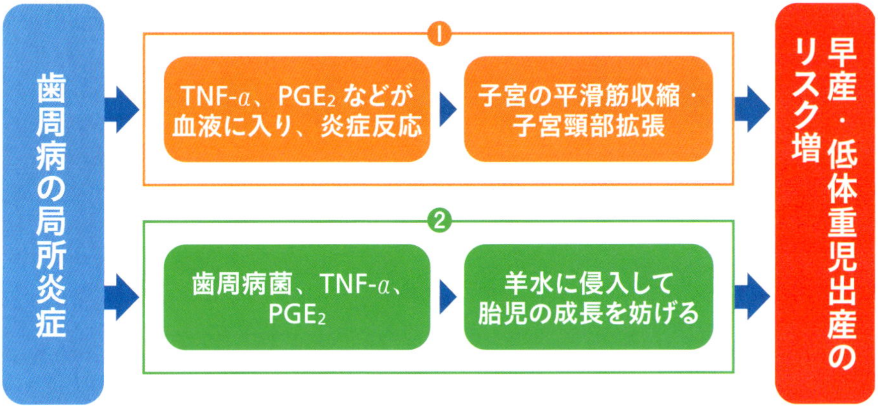

妊娠中だからこそ歯科治療を受ける

意外かもしれませんが、妊娠中の安定期は歯科治療を受けるチャンスです。もちろん妊娠前に歯科治療を完了しておくべきですが、妊娠してから口腔の問題に気づくことが少なくありません。出産後は育児に追われ、歯科治療を受けることができない場合が多いです。むし歯菌は母子感染して、2 歳頃に定着するとされています。むし歯が放置されたままの口腔はむし歯菌も多いので、治療をすませておくべきなのです。

8. 小児

兵庫医科大学病院歯科口腔外科
尾﨑公子

医療技術の発達により、以前では生命を失うことの多かった疾病をもつ子どもたちが、次々と社会復帰を果たし、元気に成長していく時代となりました。療養中は「病気さえ治れば……」との思いが強く、歯や口腔のことはなおざりにされがちです。けれども、未来ある子どもたちが、生涯おいしく楽しく食べるために重要な歯と口腔の機能を獲得するための基礎は、小児期に形成されます。発育に応じた摂食・嚥下を獲得できないことで、顎の変形や摂食困難や摂食拒否を来す例もあります。

このような背景から、子どもたちの将来を見据えた口腔ケア、アセスメント、そして歯科治療を組み込んだオーラルマネジメントについて、小児歯科医の立場からお伝えします。

成長・発育という変化

担当している児の口の中をじっくり見てみましょう。現在、何本の歯があって、どれだけ永久歯に生え変わっているか、どのように食べているかが把握できていないという看護スタッフが実は意外と多いのです。

大人と大きく違う点は、子どもには成長・発育があるということです。1か月前に見た児の口の中と現在とでは、歯の数も、見た目も、まるで違う状態になっていることもあります。年齢や時期により､変化の幅は違いますが、乳児期の歯のない状態から、乳歯が脱落し、永久歯が生えそろうまでには、月単位で多種多様な変化があります。

歯の生え方や口腔内の状態によって、幼児食の進め方および歯磨きの仕方や留意点が違います。同じ月齢の児でも、6歳臼歯 ▶123ページ が生えそろい前歯が永久歯に生えかわっている児もいれば、6歳臼歯も生えず乳歯が1本も抜ける気配のない児もいますので、月齢・年齢より、むしろ発達段階と歯の萌出状況、口腔内の状態に応じた食事や歯磨きといったケアをすることが重要です。そのためには、X線撮影も含めて、歯科での専門的な判断がもとめられます。また、変化が速いので、小児科での治療が長期に及ぶ場合には、歯科での定期的な再評価が必要です。

子どもの「歯が痛い」

子どもが「歯が痛い」と訴えたら、一般的には真っ先に「むし歯」が疑われます。しかし実際には、子ども（幼児〜7歳くらい）の「歯が痛い」は、歯肉の炎症（歯間歯肉への食渣の圧入、歯垢が原因の歯肉炎、不適切な歯磨きによる歯肉の傷など）、粘膜の傷（児自身による頬や舌の咬傷など）や、歯が生えるときの痛み（萌出痛）といった、軟組織に起因する場合が多いのです。

軟組織に起因する痛みに対しては、保護者に仕上げ磨きの方法の指導や、食渣の圧入となる原因の除去（むし歯治療が必要なこともある）、習癖や咬合の改善や、歯の萌出に合わせた食事指導を行なうことで、さらに傷を作ることを予防します。

乳歯は永久歯と比べ、痛みを自覚しにくいのが特徴です。むし歯が進行しても痛がらないことが多く、「痛くない＝軽症」と考えることは危険です。痛くない慢性炎症でも「感染源」となりえます（コラム むし歯と感染）。

逆に本当に「むし歯」が原因で痛いと言った場合は大変です。歯髄（いわゆる「歯の神経」）までむし歯が進行しており、歯根から周囲組織へ炎症が拡大し、膿瘍や蜂窩織炎を起こす場合もあるため、早急な治療が必要です。

事例1 ブラッシングで歯肉を傷つけてしまった例

がん化学療法中の11歳児。歯を「しっかり」磨くように看護スタッフに言われ、同じ場所を「ゴシゴシ強く」磨いてしまった結果、歯肉に傷を作り、そこから感染を引き起こして蜂窩織炎となり、化学療法を一時中断せざるを得なくなりました。

「歯ブラシの使い方によっては歯肉を傷つけることもある」という例ですが、傷や血小板減少に伴う歯肉出血を過剰におそれて、歯ブラシの使用を一律に禁止し、「イソジンでのうがいだけ」、というのは推奨できません。児に合わせたブラッシング指導が行われ、歯磨きの癖が把握できていれば、予防できたかもしれません。

事例 2　服薬の際のゼリー、シロップには注意

口腔内の痛みを訴えて受診した 3 歳児。歯石がすべての歯に薄く一層積層しており、軽度の歯肉出血を伴う歯肉炎になっていました。薬が苦いので、毎食後と就寝前の内服薬を医療売店で求めたゼリーやシロップに混ぜて飲ん

コラム

むし歯と感染

むし歯には、C1、C2、C3、C4 と、進行によって段階があります。歯は表面からエナメル質、象牙質、歯髄で成り立っており、C1 はエナメル質のみ、C2 は象牙質まで、C3 は歯髄にまで達するむし歯、C4 は歯冠が崩壊し、歯根のみになっている状態です。

C1、C2 は、感染ということに関して問題なく、感染源となりうるのは、C3、C4 です。乳歯のエナメル質、象牙質の厚さは永久歯の約半分で、歯髄までの距離が短く、容易に歯髄に達する、つまり C3 になりやすいという特徴があります。

特に注意が必要な場所は、奥歯と奥歯の間です。C2 となっていても肉眼では認めにくく、乳歯の奥歯の歯髄の形態からも、歯髄まで達して C3 となるのが早いという特徴があります。

でいたことが原因です。ゼリーやシロップを摂取したまま眠ってしまうと口腔内にシロップが滞留するため、毎内服後、仕上げ磨きのあと、水で十分に「ブクブク洗口」をすることで症状は軽減しました。

ブクブク洗口は、児の誰もが上手にできるわけではないので、治療に伴う口腔のトラブルを生じやすい児に対しては、効果的にできるように指導します。

6歳臼歯を大切に！

6歳頃、一番奥の乳歯（第2乳臼歯）のさらに後方から生えてくる永久歯は「6歳臼歯」とよばれており、生涯の咬み合わせを決める鍵となる重要な歯です。萌出困難で炎症を起こしたり、血腫を作ることもあり、痛みが強くなくても注意が必要となります。

血液疾患などで感染に留意する必要のある児では、消炎目的で抗菌薬を投薬したり、歯科的には血腫のある部位を噛みこんで出血させないよう、噛み合わせを一時的に上げるという応急処置を行うこともあります。

6歳臼歯が生え始めてしばらくは、歯肉から歯が全部出ておらず、また乳臼歯と段差があるため、磨きにくく不潔になりやすい部位となっています。子どもだけでは上手に磨けないので、保護者や看護師による仕上げ磨きが絶対に必要です。歯ブラシを前からでなく、横から入れて磨く方法で、上下左右の6歳臼歯を1本ずつ磨きます（**図表1**）。

仕上げ磨きの際の原則は、口の中が見やすく、頭が固定される姿勢で磨くことです。ベッドの上で寝かせて磨く場合は、保護者が子どもの頭の真後ろになるよう、工夫して磨きます▶41ページ。

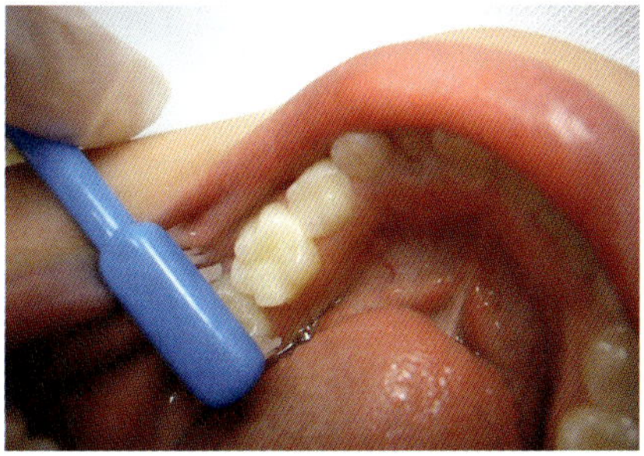
図表1　6歳臼歯の磨き方

子どもの抜歯

小児科の治療との関連で、歯科治療、特に抜歯の適応についてはいろいろな状況と考慮しなくてはなりません。

「乳歯は生えかわる」は事実ですが、まだ交換期（生えかわる時期）ではない乳歯を失うと、噛む能力が低下するばかりではなく、筋肉や顎の成長や歯並び、発音にまで影響を及ぼします（もちろん永久歯でも）。また、抗がん剤や顔面への放射線治療の影響で歯の成長が抑制されることがあり、通常萌出する時期になっても、生えない、生えても歯根が十分にできない、という現象を引き起こす可能性があるので、安易に抜歯を考えることはできるだけ避けるべきでしょう。後継永久歯がないケースもあり、この場合は「生えかわらない」ので、乳歯を永久歯の代わりに長くもたせるようにしなければなりません。

交換期ではない歯をやむを得ず抜歯する場合は、機能の保全を考えた保隙装置を検討するなど、抜歯によるダメージをできるだけ最小限にするよう小児歯科医がサポートします。

■交換期ではない乳歯の場合

C3 で比較的感染の程度が軽度の場合でも、通常 3 週間以上の治療期間を必要とします。しかし、小児科での他疾患の治療計画上、それが待てない、というような場合は、残念ながら抜歯しか方法がありません。C4 や、C3 でも感染の程度がひどく完治が期待できない乳歯は、感染源になる可能性が高いと判断されれば抜歯します。

■交換期の乳歯の場合

乳歯がグラグラしているのに抜けない状態にある、もしくは、永久歯が萌出してきているのに乳歯が動揺せず、痛みや違和感を訴えるケースでは、これらのことが原因で歯磨きがいやになったり、その部位の歯磨きができず歯肉に炎症を起こしたりすることがあるので、自然脱落を待たずに抜歯します

（歯根がほとんど吸収されている乳歯の抜歯は、侵襲が小さく出血も少ない）。

乳歯の直下に、萌出間近の永久歯が複数本認められるケースでは（**図表2**）、数か所で、隣り合う複数の永久歯が同時に萌出傾向を示すことがあります。乳歯が自然に脱落せず、いずれか1か所でも痛みを訴えた場合は、短期間（ときには2〜3日）で他の部位でも同じような現象が起こることが予想されるため、相当する乳歯を一度に全部抜歯します（**図表2**）。処置が頻回に行えない児において計画的な治療を進めるためにもX線所見で萌出状態を評価することが有益です。

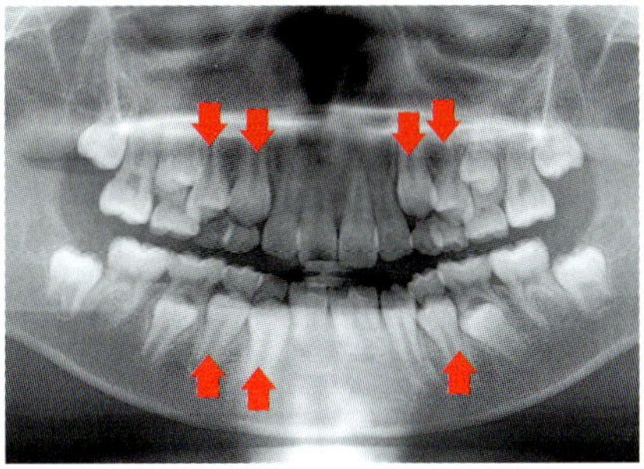

図表2
矢印は萌出間近の永久歯。その直上にある歯は抜歯対象の乳歯

早期から歯科医との連携を

歯科との連携

抗がん剤などによって骨髄抑制状態になる児に対する歯科治療が実施できるチャンスは限られています。感染源となりうる歯がたくさんあるときもあり、早めの歯科受診が大切です。また、歯科治療の必要性が理解できず、忍耐力のない幼少期の児に対して、症状の少ない時期に重点的に口腔ケアを実施するように計画することで、免疫不全状態が発生したときに、口腔のトラブルが重症化する危険性を低くすることができます。

また、抗がん剤や放射線治療による歯への副作用が考えられるので、退院後の定期的な歯科的フォローアップが必要です。

おわりに

「成果の上がる口腔ケア」、いかがだったでしょうか？「食べていない口が意外に汚い」▶21ページ、「乾いたら負け」▶44ページというようなフレーズをご理解いただけましたでしょうか？ 口腔がきれいで潤っていることが健康のバロメーターの1つと思います。そのためには、保湿の方程式「保湿＝加湿＋蒸発予防」を忘れないでください。

口腔ケアの効果については、残念ながら、まだエビデンスが確立されているとは言い難いです。その背景の1つに、口腔のアセスメント、ケア手技ともに、標準化されていないことがあげられます。降圧薬の有効性に関する臨床試験を実施する時に、「血圧測定がうまくできない、薬の飲み忘れも多い」とうのではエビデンスが出るはずがありませんが、口腔ケアは、それに近い部分があるのです。そこで、標準化の「たたき台」的なものが必要と考え、口腔のアセスメント、ケア手技を提案したわけです。

口腔ケアは、どちらかと言えばベーシックなケアですので、ユニークなものを目指すのではなく、まずはみんなのアセスメント、ケア手技を統一し、その有効性を検証してみることが重要でしょう。本書を「たたき台」として、世界に通用するエビデンスを確立してみませんか？

2011年2月

岸本裕充

看護ワンテーマBOOK
成果の上がる口腔ケア

編著	岸本裕充
発行者	株式会社医学書院 代表取締役　金原 俊 〒113-8719 東京都文京区本郷1-28-23 TEL 03-3817-5600（社内案内）
発行	2011年 4月 1日　第1版第1刷 © 2020年 1月15日　第1版第5刷
印刷・製本	横山印刷

ISBN978-4-260-01322-2